肝病的預防與健康管理

落實健檢不做肝苦人

- ☑ 肝是不能忽視的沉默器官
- ☑ 國人的健康大敵肝臟疾病
- ☑ 提早進行預防與健康檢查
- ☑ 保肝食品打造成護肝達人

LIVER DISEASE

◎醫學菁英社／編著

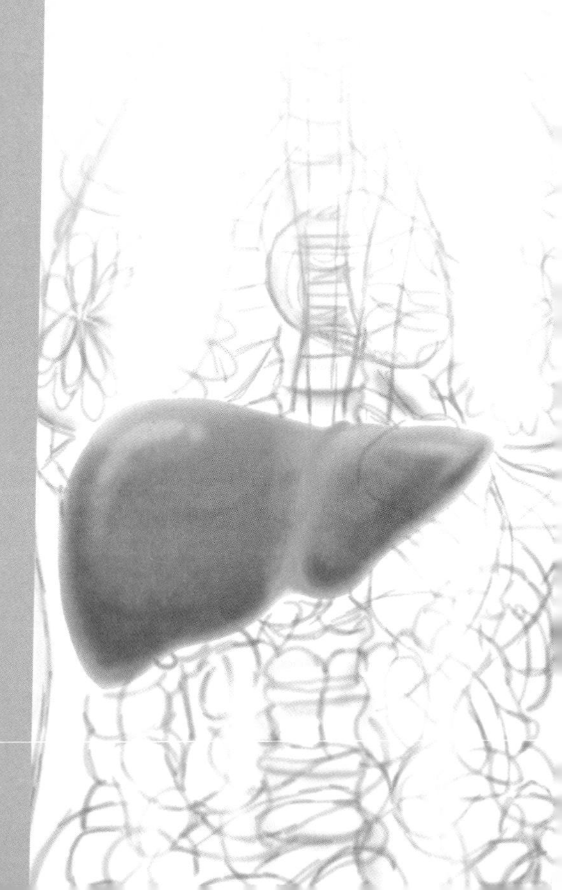

編輯室報告

提供健康知識，讓您做好健康管理。

首先你要先知道肝病為國人健康大敵，從日常生活習慣與作息就可得知是否為肝病高危險群，等到肝病爆發再來亡羊補牢，不如直接了解哪些狀況會造成肝病。

本書提供您認識肝病、有效預防、飲食原則三大重點，循序漸進的剖析肝病問題，讓您更加了解保肝、健檢的關鍵。

相信您一定想要做好預防勝於治療，良好的健康管理就是身體護理的唯一準則，秉持著專業、歸納解答、範例剖析、飲食建議等等，讓您有效預防及增強自我健康管理，針對正確觀念、預防調養、積極態度三大觀點來讓本書更加易懂實用，讓我們一同來認識肝病的預防與健康管理吧。

肝是沉默的器官，但你絕不能忽視它！

提到肝病，大家馬上想到就是國病，因為台灣的B型肝炎帶原率是全世界偏高的，也是造成台灣肝硬化及肝癌病人眾多的罪魁禍首。許多影星、名人等，常在新聞中被披露，因為肝病惡化，以至於造成許多遺憾。

台灣肝癌病人為B型肝炎帶原者的比例高達七成，B型肝炎帶原者罹患肝癌的機率比非B型肝炎帶原者高出很多，而B型肝炎合併肝硬化、肝癌的機率更是高得嚇人，主要是因為肝臟沒有痛覺，早期症狀有時並不明顯，所以初期很多人並不自知。

提到肝臟的功能，大家就會想到最重要的功能，就是解毒作用。當肝功能有問題時，會使體內的毒素無法正常被代謝，就會產生肝腦病變。食物中所含有的蛋白質，會產生游離氨，本來應該進入肝臟的尿素循環，轉變為不具毒性的尿素，但是肝臟出現問題時，氨就無法正常在肝中轉變成尿素，於是血中氨濃度就會大幅增高，而對中樞神經造成毒性，最後造成肝昏迷，一但進入此病況，就會變得棘手。

其實肝臟最重要的另一個功能，就是處理從腸胃道吸收的營養素，所以肝臟有問題，必然使營養素的代謝和利用跟著出現問題，於是體力不佳、容易疲倦的問題就會常常發生。肝病病友的飲食和營養攝取必須常常調整，身為他的親友，更應隨時注意他的生活習慣，免得肝病日益惡化。

肝病病友的飲食與生活起居，需要特別的照護和注意，尤其現代人晚睡早起，甚而常熬夜，因此飲食必須有所覺醒。由於個人生活狀況和體質差異很大，所以打造適合自己的飲食和保養方式格外重要。

許多病友常會聽到許多食療和保健食品，但是很多來源沒有憑據，所以必須過正確的訊息，才能真正找到安全、有效的食療和保健產品，如此才能真正保護您的肝臟，而這些相關訊息，將一一整理在本書中，讓讀者可以很快找到自己的需求，重新打造保肝的最佳飲食計畫，也希望相信透過本書的引領，讓您變成親友心目中的「護肝達人」。

長庚技術學院疾病營養學講師
蕭千祐

Contents

CHAPTER

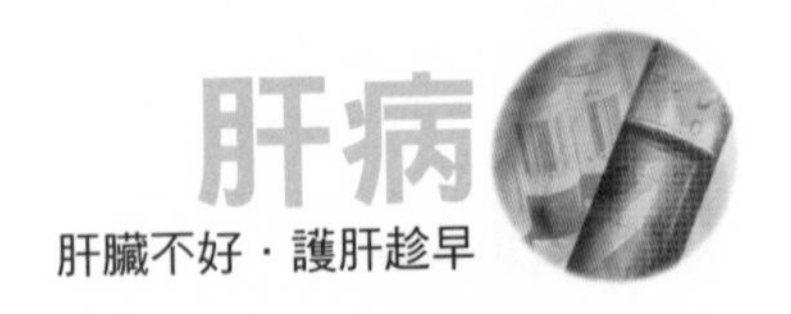

CHAPTER 2 認識肝病　015

3
CHAPTER

4 CHAPTER

肝病常見的101個關鍵問題　101

CONTENTS 目錄

CONTENTS 目錄

◆ **正確的治療，向肝病宣戰**

CONTENTS 目錄

◆ **肝病飲食和營養的專業建議** 149

CONTENTS 目錄

肝病

肝臟不好．護肝趁早

APPENDIX
附錄 175

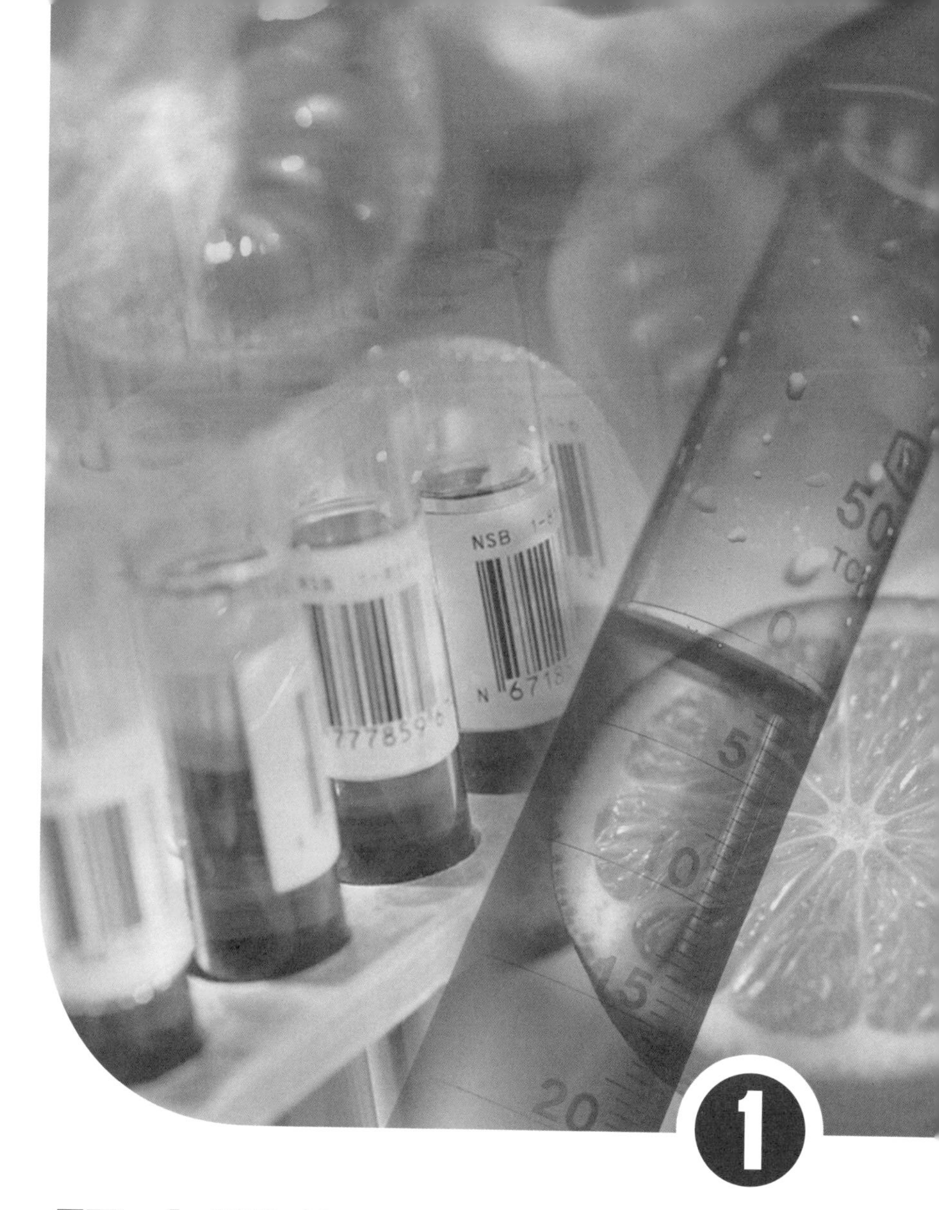

CHAPTER 1

肝病跟你沒有關係嗎？

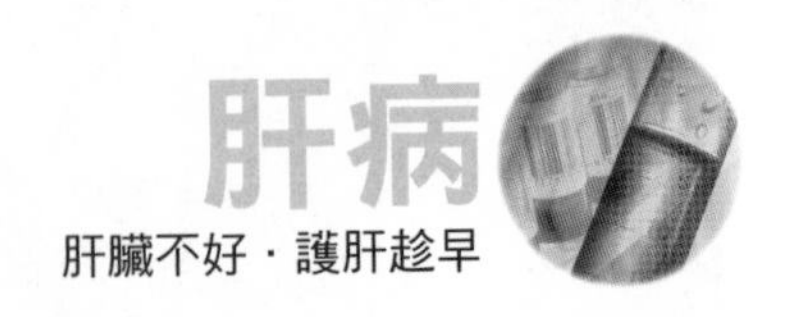

◆肝臟疾病是國人健康大敵

在談肝病之前，我們先來看看幾個數字。

行政院衛生署公布的九十六年十大死因中，慢性肝病及肝硬化位居第七名，事實上肝臟疾病年年榜上有名，平均死亡年齡僅五十八歲。

至於歸入惡性腫瘤的肝癌，也是一大惡疾。癌症二十六年來年年蟬連十大死因的榜首，衛生署統計室表示，十大癌症中的多種癌症死亡率都呈現下降狀態，但是肝癌的死亡率卻持續增加。肝癌是癌症死因第二名，平均的死亡年齡六十七歲，卻比名列第一名的肺癌死亡年齡七十三歲還要來得年輕。

下表是近十年來死於慢性肝病及肝硬化的數據，近年名次雖然稍稍退後一名，但從死亡人數

▶ 歷年來慢性肝病及肝硬化的死亡人數

年度	名次	死亡人數	每 10 萬人口死亡率
87	6	4,940	22.62
88	6	5,180	23.53
89	6	5,174	23.32
90	6	5,239	23.45
91	6	4,795	21.35
92	6	5,185	22.98
93	7	5,351	23.63
94	7	5,621	24.7
95	7	5,049	22.1
96	7	5,160	22.5

與死亡率看來，依然居高不下。據估計，台灣每年大約有五千人死於肝癌，死於肝硬化及慢性肝病的人數也在五千人上下，總計每年死於與肝臟相關疾病的人數不下萬人；平均每天約有十四人死於慢性肝病或肝硬化，每一小時四十一分就有一人因肝病死亡。

這麼可怕的數據資料，令人膽戰心驚，也為它「贏得」國病之稱，肝臟疾病對國人的威脅實不曾退減，可以說是台灣人的健康大敵。

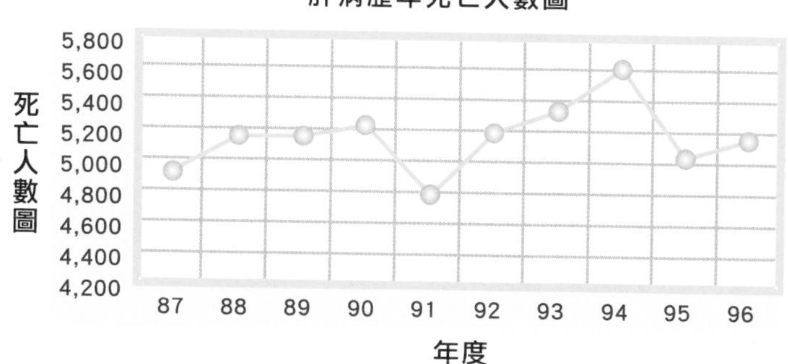

資料來源：行政院衛生署

肝病小常識

國人十大死因

＊行政院衛生署公布的民國九十六年國人十大死亡原因排名如下：❶惡性腫瘤；❷心臟疾病；❸腦血管疾病；❹糖尿病；❺事故傷害；❻肺炎；❼慢性肝病及肝硬化；❽腎炎、腎徵候群及腎性病變；❾自殺；❿高血壓疾病。

＊事實上，歷年來國人十大死亡原因變化不大，多是排名前後稍有變動罷了。

◆肝病好發的年紀

青壯年的致命殺手

我們不時會聽到某某親戚朋友或認識的人，正值壯年卻因肝病英年早逝。

根據行政院衛生署公布的最新統計，二十五至四十四歲人口的主要死因為惡性腫瘤、事故傷害、自殺、慢性肝病及肝硬化、心臟疾病、腦血管病變，四十五至六十四歲人口的主要死因依序為惡性腫瘤、心臟病、腦血管疾病、慢性肝病及肝硬化等，顯示慢性肝病及肝硬化正是青壯年的主要致命殺手。從各種臨床資料發現，青壯年罹患肝炎的比率確實遠比其他年齡層高出許多。

因肝臟疾病死亡的人數一直居高不下，追究其原因，與B型肝炎和C型肝炎在台灣的盛行有關，有許多民眾並不知道自己是肝炎的帶原者。

B型肝炎大多是經由母體垂直感染，C型肝炎則多是成人後經血液或體液接觸感染，且大多沒有症狀，不易察覺，到了二十至四十歲，免疫系統發展成熟，能夠辨識肝炎病毒，而且病毒以極快的速度複製，直到免疫系統開始對病毒發動攻擊，身體才有感覺，可能因此引發急性肝臟發炎，使症狀爆發出來，到了四十至五十歲演變成肝硬化或肝癌。

通常患者罹患肝病不知不覺，若不能及時發現與治療，等到症狀爆發，往往都已進入末期。這就是肝病造成青壯年致命的主要原因。

病例

有個二十八歲的年輕人忽然感到肚子痛，進醫院數個小時後疼痛消失了，不料第二天又再度痛了起來，而且疼痛更甚前日，緊急送進另一家醫院，才診斷出是肝臟惡性腫瘤破掉。

這位年輕人身體一向很好，並有定期接受肝功能與胎兒蛋白等健康檢查的習慣，也一直都很正常，卻忽然罹患肝癌。原來這位年輕人是經由母體垂直傳染的途徑而感染了母親的 B 型肝炎，又未在出生時及時注射 B 肝疫苗，雖然平時有抽血檢查肝功能與胎兒蛋白，但這樣的檢查不夠完整，這兩項檢查正常不代表肝臟就正常。

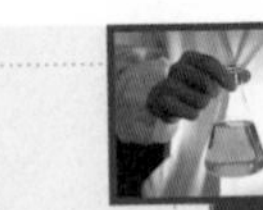

肝病小常識

B型肝炎疫苗

＊經抽血檢查，B型肝炎表面抗原與表面抗體皆呈陰性者，須接種B型肝炎疫苗，一般需打三劑，第一劑與第二劑間隔一個月，第二劑與第三劑間隔五個月，按時施打，約可維持五年的效力，否則恐怕使免疫效果打折扣。

施打疫苗與定期健檢

看看前面的病例，過去確實有不少的新生兒因為醫療資源不足，未能及時注射疫苗，而成為B肝帶原者或罹患肝炎。自民國七十三年以來，醫院都會給新生兒施打B型肝炎疫苗，經由母體垂直傳染而感染到B型肝炎的比率已大幅降低。

雖然因為此一途徑而感染肝炎的人數減少，但不表示肝病的死亡人數減少。因肝病而奪命的，大多是家庭支柱的青壯年族群，對家庭的影響甚鉅，應定期做完整的健康檢查，若肝功能指數長期偏高，即使外表健康，自己感覺良好，仍應積極主動治療。

◆肝病重男輕女

罹患肝臟疾病的風險，男性與女性是否相當呢？

從行政院衛生署目前最新公布的男性與女性主要死亡原因的數據中，可以看到男性死於慢性肝病及肝硬化的人數超過三千七百人，位居男性主要死亡原因第七名，而女性為一千四百餘人，位列第八名。

至於在肝病好發的青壯年族群中，又是怎樣的情況呢？二十五至四十五歲的人口中，死於慢性肝病及肝硬化的男性有九百五十四人，排名第四；女性則有九十四人死於此疾，位居女性主要死亡原因的第六名。四十五至六十四歲的中年人，死於慢性肝病及肝硬化的男性有一千七百六十二人，排名第三；女性的死亡人數為三百五十五人，排名第七。

此外，根據聯安預防醫學機構所發表的一份調查，顯示四十至五十歲的男性，肝指數異常的比例也較女性高出許多，而肝硬化或肝癌等疾病，罹患肝病的風險也最高。

根據衛生署的統計也指出，在國人十大死因之首的癌症中，肝癌一向是十大癌症中的前兩名，更高居男性癌症死因中的首位，而女性則排名第二。去年死於肝癌的男性就高達五千六百五十人，女性也有二千一百五十九人。

為什麼男性風險遠高於女性？

究其原因，與工作壓力、生活習慣息息相關。醫學專家紛紛指出，飲食不正常、愛喝酒、吃檳榔、過度肥胖等，都是肝病偏愛找上的族群，而男性可能因為應酬需要，常常飲酒過量、大魚大肉暴飲暴食，或者忙於工作，而疏於健康管理，甚至檢驗出肝功能異常，也因輕忽而未定期追蹤檢查。

反觀女性，比較留意健康，重視身體保養，也比較會彼此交流保健資訊，難怪肝病要「重男輕女」了。

◆肝病的高危險群

在認識肝病的高危險群之前，我們先來做個檢視：

■ 壓力過大。

1 CHAPTER 肝病跟你沒有關係嗎？

- 工作時數過長。
- 經常性失眠。
- 經常熬夜。
- 很少運動。
- 過度肥胖。
- 常暴飲暴食。
- 愛吃過度加工的食品。
- 常吃不新鮮食物。
- 嗜吃檳榔。
- 常常飲酒過量。
- 生病不就醫，自己拿成藥吃。
- 經常吃補肝食品或草藥偏方。
- 性關係複雜。
- 常處在衛生條件差的環境。

以上的生活型態或習慣，都是造成肝臟疾病的原因，你有幾個呢？

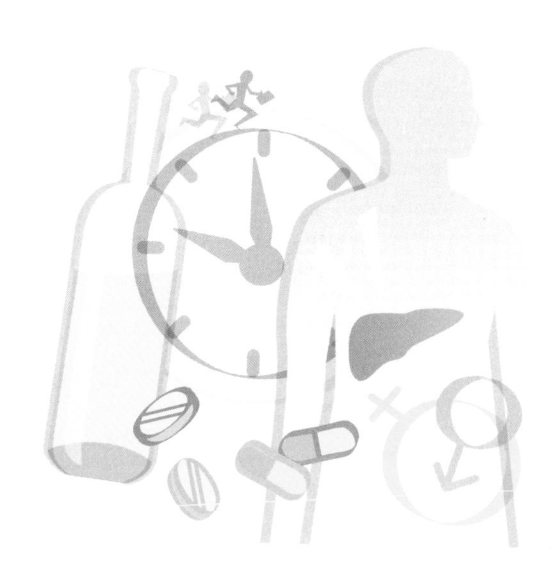

要知道自己是不是肝病的高危險群，從日常的生活作息與習慣就可得知，不必等到肝病爆發，才來亡羊補牢。下面就來看看這些生活作息與習慣，究竟為什麼會造成肝病的高風險？

壓力過大、熬夜、失眠、工作時數過長

如果你屬於這個族群的人，容易緊繃、焦慮，造成自律神經不協調，從而影響肝臟的新陳代謝，因為晚上十點至凌晨二點這段時間，是人體各器官休息的時間。

過度肥胖

肥胖不僅事關身材、美醜，更重要的是影響健康。體型過胖，大多是脂肪累積在體內造成的，若囤積的地方在肝臟，還會造成脂肪肝。怎樣算是過度肥胖呢？ＢＭＩ指數超過二七，就算肥胖，最好尋找專業醫師、營養師諮詢，採健康而正確的飲食、運動、藥物等方式減重。

少運動

沒有運動習慣的人，容易造成脂肪囤積在肝臟，而形成脂肪肝，影響肝臟運作。

暴飲暴食

經常呼朋引伴大吃大喝，或愛去吃到飽餐廳吃到飽飽的人，容易攝取過多的脂肪，在肝臟累積，而形成脂肪肝。

肝病小常識

肥胖與否的BMI計算公式

＊BMI即身體質量指數，是目前全球最普遍使用的肥胖判定公式：kg（體重）／m^2（身高^2）。

＊根據衛生署公布的判定基準，未滿十八．五算過瘦，超過二四算過重，而超過二七屬於肥胖。

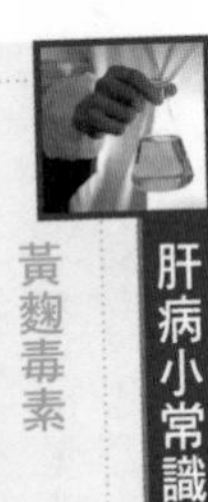

肝病小常識

黃麴毒素

*黃麴毒素是黴菌所分泌的一種毒素，肉眼看不見，須超過260℃以上的高溫，才能將它破壞，保存不當的米、麥、高粱、玉米、花生或豆類發酵醃漬食品，都容易受其污染。目前研究已經證實，食用含有黃麴毒素食物，與罹患肝癌密切相關。

常吃加工、發酵或不新鮮食物

過度加工的食品、罐頭，發酵的食品如豆腐乳、醃漬食物，或受到黃麴毒素污染的米、花生等食物等，容易對肝臟造成傷害，增加肝癌的罹患率，應盡量少吃。此外，有些人節儉成性，剩菜剩飯吃了好幾餐，已經不新鮮了仍繼續食用，也會增加肝臟的負擔，增高罹患肝病的風險。

嗜吃檳榔

如果你是喜歡來一口的檳榔族，要特別注意了，台大醫學院預防醫學所發表的研究顯示，檳榔除了會引發眾所周知的口腔癌之外，罹患肝癌風險更是一般人的四・二五倍，如果本身又是B型或C型肝炎帶原者，更會加快致癌的速度，而且咀嚼時間愈長，量愈多，罹患肝臟疾病或肝癌的危險性也就愈高。

愛喝酒

因應酬而經常飲酒過量，或有酗酒習慣的人，喝下的大量酒精，在肝臟的代謝過程中，會分泌轉換成對肝臟有害的物質，不但妨礙營養素的吸收與利用，更會傷害肝臟。

愛吃成藥或補肝偏方

人體食用的藥物或補品大多要在肝臟進行代謝解毒，若是身體有問題卻不就醫而習慣自行取成藥服用，或以為中藥、草藥溫和，多加進補無妨，那可就要小心沒事亂補一通變有事，不僅加重肝臟負擔，長期下來更可能影響肝功能反而致病。尤其是B型肝炎帶原者，任意服用成藥，反引起肝指數升高，甚至造成猛爆性肝炎的病例時有所聞。

性關係複雜

B型肝炎與C型肝炎病毒會透過性行為的接觸，經由體液或血液而傳染，尤其前者的機率高，所以性關係複雜不正常的人也屬於肝病的高危險族群，要特別留意性伴侶中是否有肝炎的帶原者或已是肝炎患者。

環境衛生條件差

若因旅遊或工作而常前往衛生條件較差的地區，可能因為食用了不潔、藏有病毒的食物而感染肝病；至於常在路邊攤或衛生環境差的餐廳用餐的人，也應特別留意。

這些高危險族群可能罹患什麼樣的肝臟疾病呢？下一章，我們就來好好認識一番。

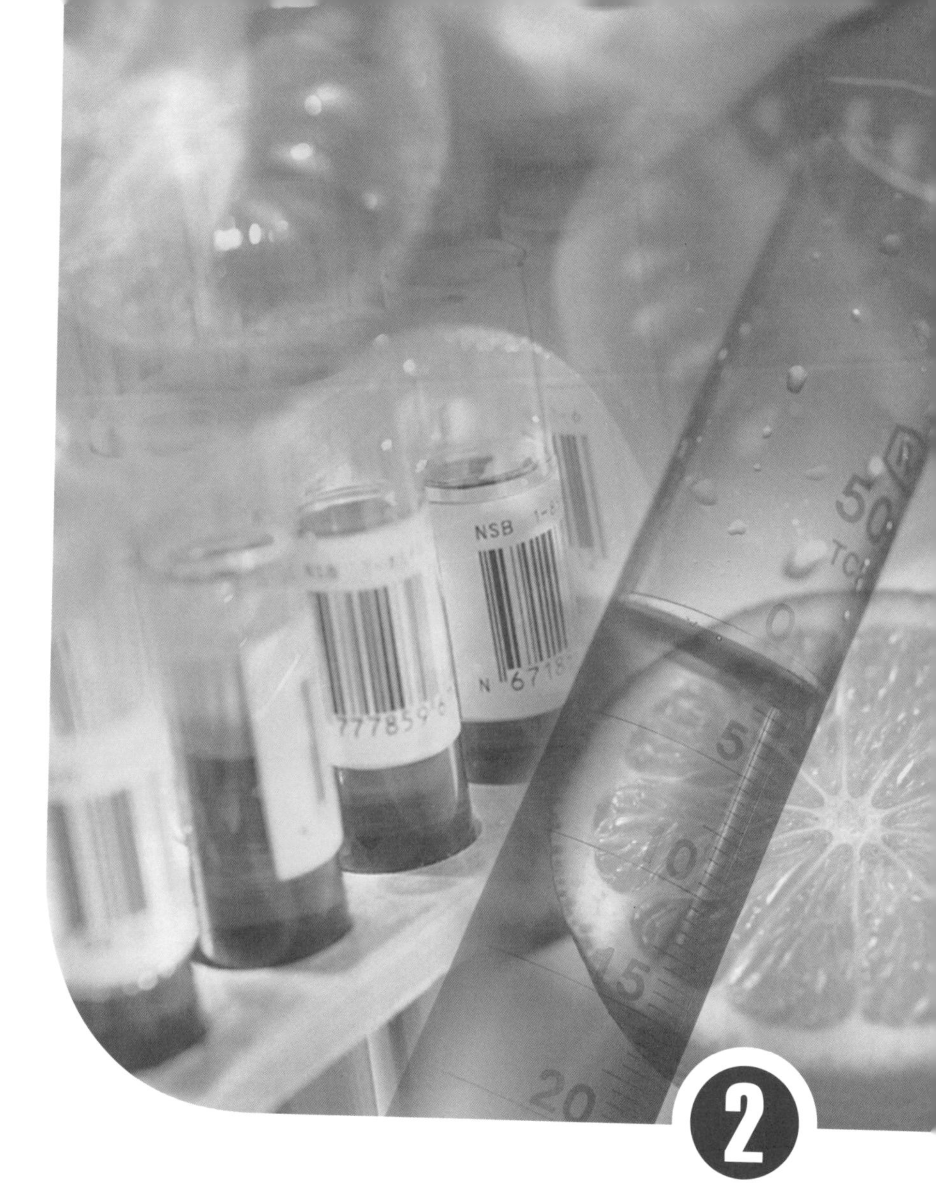

2 CHAPTER

認識肝病

認識肝臟

在認識肝臟疾病之前，先伸出你的手找一下肝臟的位置，你知道它在哪裡嗎？這個大家似乎都很熟悉的器官，你對它的認識有多少？

要知道它如何變身成為隱形的殺手，得先認識一下肝臟這個默默的辛勤工作者。

你摸得到肝臟嗎？

這個號稱人體最大器官的肝臟，就隱藏在我們身體腹腔右上方、肋骨後面，橫膈膜的右下方，與右肺僅一「膜」之隔。

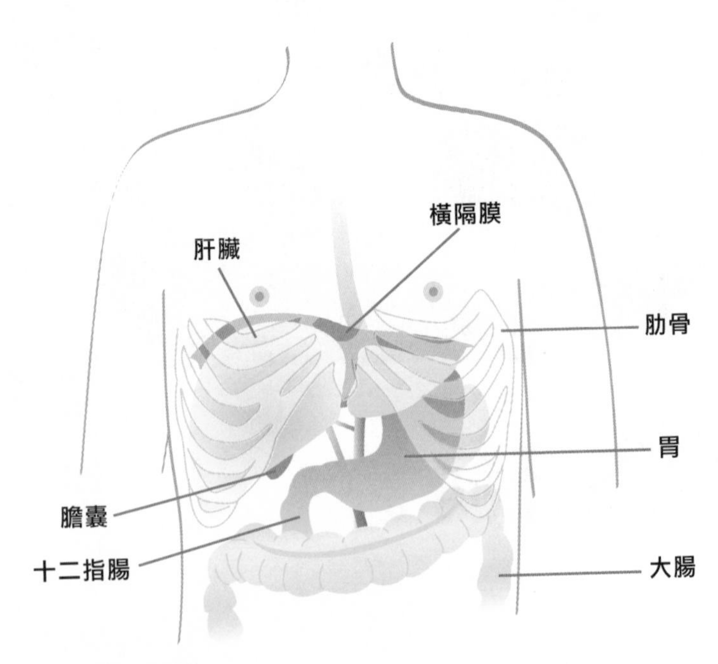

△ 肝臟位置圖

右側的第五至第六根肋骨間，便是肝臟上緣的位置所在，約在右側乳頭往下四至五公分處。至於肝臟下緣，通常不會超過右側最下方的肋骨下緣。所以正常的肝臟是摸不到的，萬一你摸得到肝臟，恐怕是肝臟腫大的現象，得趕緊去醫院檢查了。

肝臟的位置，你找對了嗎？

肝臟長什麼樣

肝臟的身高、體重

肝臟是個寬約二〇至三〇公分、長約十五至二〇公分的器官，以一條韌帶分成了左右兩葉，右葉比較大，約占整個肝臟的八五％。

以成人而言，肝臟重約一．二至一．五公斤，約占總體重的1/40至1/50；至於嬰兒時期，肝臟約占體重的1/6至1/20，所占的比例要比成人大。

肝臟的組成

肝臟內部約有二千五百億至三千億個肝細胞，每五十萬個肝細胞形成1～2mm的肝小葉，肝小葉又排列組成肝臟。

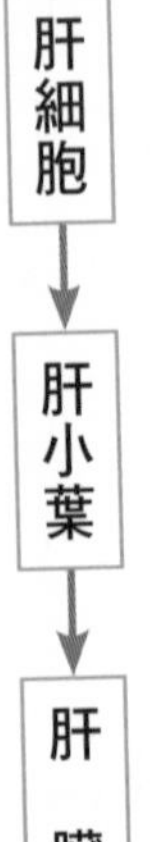

除了肝細胞和肝小葉之外，還有進入肝臟的二條血管——門靜脈與肝動脈，前者供應肝臟3/4的血流，後者則提供1/4的血流。肝臟一個器官就由二個系統供應血流，在人體中屬於非常特殊的情況。

◆變身隱形殺手

一有症狀，儘早就醫？

肝臟算是人體非常堅強的器官，只要四分之一的肝臟還能正常運作，往往不會察覺到異常，由於大多數的肝臟疾病沒有症狀出現，因此經常被忽略。

「一有症狀，儘早就醫」這個口號對於大部分的疾病是有效的，但是對於肝病，若等到症狀出現「才」就醫，往往肝細胞已受損得相當嚴重，通常已是嚴重肝硬化、肝炎或肝癌末期了。這也是為什麼很多肝癌患者從發病就醫到死亡，僅短短幾個月的原因。

缺乏痛覺神經，沒有痛感

肝臟疾病之所以恐怖，也就在於此，因為它沒有痛覺神經，即使肝細胞受損、影響肝功能運作，仍不會感覺疼痛，因此常有人已經罹患B型肝炎或肝硬化，甚至肝癌，仍不自知。

會產生痛感，通常是因為損壞或病毒已經蔓延至肝臟表面的包膜，該層膜上才有神經，才會感覺疼痛，或者急性肝炎肝腫大，或肝臟惡性腫瘤很大，大到將包膜撐開，引起脹痛。當一般人感覺得到肝臟痛，這時往往已到了非常嚴重、甚至難以挽回的程度了。這也就是為什麼肝病一旦爆發出來，總是一發不可收拾的緣故。

肝臟健康、肝功能正常時，它默默運作；肝臟受損時依然默默，千萬不可忽視這個沉默的器官，以免它變身成為「隱形殺手」。

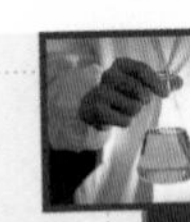

肝病小常識

肝臟擁有再生力

* 你知道肝臟擁有如蚯蚓般令人驚異的再生能力嗎？
* 它擁有超強的再生能力，即使部分肝臟切除，只要沒有肝硬化並療養得當，仍然得以再生回復正常的大小，更重要的是，它的功能也能恢復運作如常。

◆人體化工廠啟動——肝功能比想像的要多

肝臟有「人體化工廠」之稱，這是因為它能產生超過五百種維持人體運作不可缺少的化學反應。它在人體內所負責的工作，主要可分為下面六類：

一 代謝功能

我們都知道，人體需要營養素和氧氣來維持生命運作，我們吃進的食物，被腸胃消化吸收後就會送到肝臟，由肝細胞將食物中的醣類、蛋白質、脂肪、維生素、礦物質等營養素進行代謝工程，轉換成為各器官組織所需的養分，以供利用或儲存。

當肝臟的代謝功能失常時：

- 葡萄糖減少↓會造成低血糖症。
- 脂肪代謝不順↓會造成脂肪肝。
- 血清白蛋白不足↓會造成腹水、水腫症狀。
- 維生素無法代謝↓會造成各種維生素缺乏症狀。

二 解毒功能

肝臟能將人體所攝取的、代謝過程中所產生的，或入侵人體的病菌、毒素或廢物等，進行化學作用，轉換成無毒或毒性較低的物質，然後排出體外。所以肝臟一向有「人體解毒工廠」之稱。

營養素	代謝作用
醣類	1. 肝臟會將醣類代謝轉變成肝醣，在血糖濃度過高時，會將葡萄糖、果糖等轉換成肝醣貯存起來。 2. 人體血糖過低時，肝臟會將肝醣分解成葡萄糖，送至血液中使血糖回升，以維持血糖的穩定。
蛋白質	1. 經肝臟代謝後，會形成非必須胺基酸、白蛋白、球蛋白、凝血酶原、抗凝血素等。 2. 肝臟可將胺基酸代謝的有毒產物氨，轉變成不具毒性的尿素，再排出體外。
脂肪	1. 可將過多的醣類、蛋白質轉換成脂肪酸，再合成三酸甘油酯以及細胞膜重要組成成分的磷脂質。 2. 將三酸甘油酯轉成脂蛋白，以便在水溶性環境的血液中運送，提供脂肪組織利用。
維生素 礦物質	1. 肝臟會將這些營養素貯存起來。 2. 可將胡蘿蔔素轉換成維生素 A，並協助維生素 K 促進凝血酶原的形成。

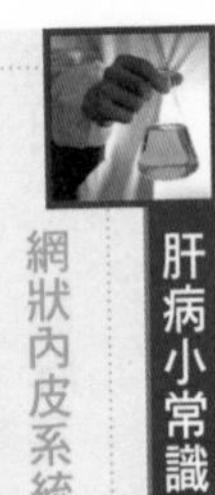

肝病小常識

網狀內皮系統

＊廣泛分布於人體肝、肺、腎、脾、淋巴組織等各部位，具有防禦吞噬功能，當外來物與一種蛋白物質結合後，會被網狀內皮系統辨識進而清除。

特別值得留意的是，酒精對人體也是一種毒素，約有九〇%以上的酒精在肝臟進行代謝工程，會產生一種有毒物質乙醛，會對肝臟直接造成傷害。

當肝臟的解毒功能失常時：

- 無法分解酒精→會造成酒精性肝炎。
- 無法分解藥物→會造成藥物性肝炎。
- 代謝的廢物進入腦部→會造成肝昏迷。

三 免疫功能

肝臟也是免疫系統的一環，其中的網狀內皮系統，能抓住由腸道吸收的異物，並隔離、消除、吞噬體內產生或入侵的異物、病毒，從而保護身體健康。一旦免疫機能與病毒、異物開戰，肝臟就會遭受破壞。

當肝臟的免疫功能失常時：

- 免疫力低下↓肝臟易受病毒、異物攻擊而染病。
- 免疫力不正常增強↓肝病可能變成猛爆性肝炎。

四 貯存血液

肝臟的血液循環系統與其他器官最大的不同，在於它是雙重循環，也就是除了其他器官都有的動脈、靜脈之外，還有「門脈」或稱「門靜脈」的血液循環系統。全身有多達1/4的血液流入肝臟。

肝病小常識

門脈

*「門脈」又稱「門靜脈」，它將胃腸道、脾臟、胰臟的血流引入肝臟，同時會將腸胃中所吸收的各種營養素，以及來自體外的異物，送到肝臟進行代謝或儲存。

肝病小常識

凝血因子
＊是指幫助血液凝固的各種蛋白質成分，凝血酶原是其中的一種，也可說是凝血因子的前身。凝血因子大部分是由肝臟製造，所以肝功能不佳時，會影響凝血因子的合成，因而要耗費較長的時間血液才能凝固止血。

一旦身體大量失血，貯存在肝臟的血液就會進入血管，補充血液大量的流失，以維持運作。

當肝臟的儲血功能失常時：

■大出血→易造成休克、死亡。

五 凝血功能

血液能夠凝固，除了血小板之外，還有一個重要元素就是幫助血液凝固的物質——凝血因子，而肝臟就是製造凝血酶原、纖維蛋白等凝血因子的重要場所。

當肝臟的凝血功能失常時：

■凝血因子減少↓凝血能力差、凝血時間延長、易淤血。

六 製造膽汁

肝臟會將膽固醇轉換成膽酸，送到膽囊儲存。當人體吃進油脂時，肝臟負責膽汁的製造與分泌，每天約分泌九〇〇西西左右，以幫助脂肪的消化、吸收，也有助於脂溶性維生素A、D、E、K的吸收。

當肝臟的分泌膽汁功能失常時：

■膽管阻塞↓會造成黃疸症。

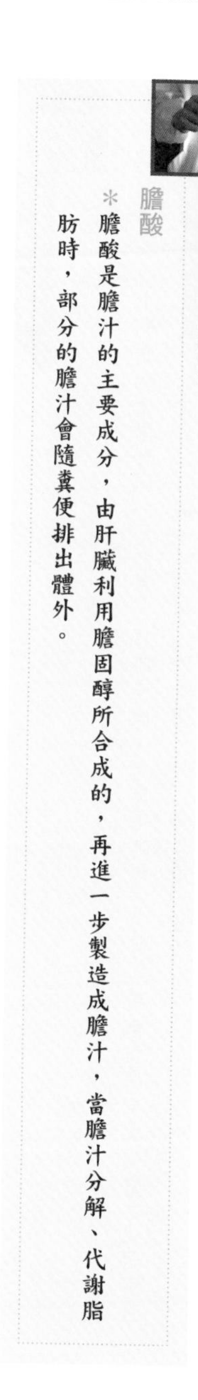

肝病小常識

膽酸

＊膽酸是膽汁的主要成分，由肝臟利用膽固醇所合成的，再進一步製造成膽汁，當膽汁分解、代謝脂肪時，部分的膽汁會隨糞便排出體外。

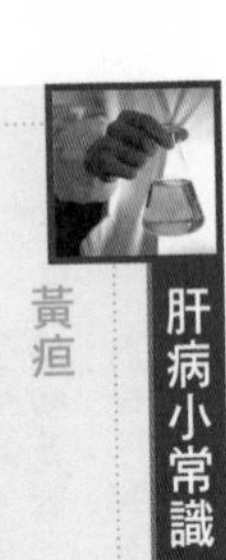

肝病小常識

黃疸

＊當血液中的膽紅素增加到一定程度，在眼角膜、手掌等組織中累積，使眼白與皮膚變黃，便是黃疸症狀。肝炎、肝硬化、肝癌、胰臟癌、膽管阻塞等，都可能引發黃疸。

原來肝臟負責這麼多重要的功能，難怪當我們輕忽、不當的生活習慣而使它受損受創時，它不惜來一場寧靜的「革命」！

◆肝病的種類

前面提過，大量肝細胞受損，使肝小葉組織損傷，進而影響肝臟正常的生理機能運作，肝臟就病了！

台灣常見的肝病種類，按照致病原因可分為以下數種：❶病毒性肝炎。❷脂肪肝。❸酒精性肝炎。❹藥物性肝炎。❺新陳代謝異常性肝病等。這些肝臟疾病若不及時發現、及早治療，就可能逐漸發展成肝硬化，甚至進展成肝癌。

一 病毒性肝炎

顧名思義就是由病毒引起的肝臟發炎反應，理論上是可以透過肝臟自行修復，但實際上卻有不少人逐步邁入慢性肝炎、肝硬化，甚至惡化成肝癌。

病毒性肝炎又依病毒的種類分成以下數種：

A型肝炎

是由A型肝炎病毒所引起的一種肝炎。

■ **傳染途徑**：被急性A型肝炎患者的糞便污染的食物或水源，可能會透過口腔傳染給抵抗力差的人。

■ **潛伏期**：約二至四星期。

■ **症狀**：部分的人沒有出現症狀，需要抽血檢查才能得知是否感染；部分的人則會出現食慾不振、噁心、嘔吐、疲倦或黃疸等症狀。一般而言年紀愈小的人感染，症狀愈輕；年紀愈大的人症狀愈明顯。

■ **影響**：大部分的A型肝炎患者能痊癒，也不會轉變成慢性肝炎、肝硬化或肝癌；極少部分的患者會轉變成猛爆性肝炎。

肝病小常識

潛伏期

＊是指病毒進入人體之後，到首次症狀發作的期間。而A型與B型肝炎病毒，在潛伏期間就具有傳染性。

B型肝炎

由B型肝炎病毒引起的肝炎。

台灣地區的成年人為B型肝炎帶原者的比率高達十五％至二〇％，換句話說，平均每五人中就有一個是B型肝炎帶原者，由此推估全台目前至少有三百萬個帶原者，但高達六、七成左右的人，可能並不知道自己是B肝帶原者。台灣可說是全球B型肝炎帶原率最高的國家，成年人每五人就有一個是B肝帶原者。

■傳染途徑：

❶母子垂直傳染：母親為帶原者，生產時將B型肝炎傳染給新生兒，這種傳染途徑是造成B型肝炎在台灣如此盛行，肝病罹患的人數如此之高的主要原因。

②水平傳染：帶有B型肝炎病毒的血液或體液，經由有傷口的皮膚、黏膜接觸而感染，像是使用不潔針頭打針、針灸、穿耳洞、刺青、共用牙刷或刮鬍刀、輸血，以及性行為等，都是可能的傳染途徑。

■潛伏期：約二個月，甚至更久，不過，進入人體的病毒數量愈多，相對的潛伏期就愈短。

■症狀：大多數人沒有症狀；少數或急性B型肝炎也會出現食慾不振、噁心、嘔吐、疲倦或黃疸等症狀。

■影響：部分的人在感染之後會變成帶原者；感染後若輕忽而未有保健療養，可能會轉變成慢性肝炎，尤其是二歲之前感染者，甚至發展成肝硬化或肝癌。

肝病小常識

B型肝炎帶原者

＊經抽血檢查，B型肝炎病毒表面抗原呈現陽性反應者，就是B型肝炎帶原者。表面抗原是一種B型肝炎病毒外層的蛋白質，若是血液表面抗原檢查持續六個月呈現陽性反應，就可以確定是B型肝炎帶原者。

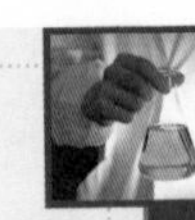

肝病小常識

非A非B型肝炎

＊非A非B型肝炎可以說是C型肝炎的前身，最初發現有些經由輸血途徑感染的肝炎，既非A型也不是B型肝炎病毒引起，所以稱之為「非A非B型」肝炎，直到一九八八年發現另一種病毒，才正式命名為C型肝炎。

C型肝炎

C型肝炎是由C型肝炎病毒所引起，這種病毒是引發輸血後急性肝炎的主因，而目前仍未有C型肝炎疫苗。過去稱為「非A非B型」的肝炎，大多便是C型肝炎。

■ 傳染途徑：主要經由輸血感染，其他如性行為、共用牙刷、刮鬍刀或針頭、穿耳洞、刺青等的水平途徑感染的機率低。

■ 潛伏期：約七至八週。

■ 症狀：臨床上的症狀與B型肝炎非常相似，嘔吐、疲倦感等不適感更不明顯，有些人可能沒有症狀出現。

■影響：大部分會轉變成慢性肝炎，其中一、二成的慢性患者可能會轉成肝硬化，進而發展成肝癌。

D型肝炎

同理可推，D型肝炎就是D型肝炎病毒所引起的，這種病毒屬於缺陷性病毒，無法自行製造完整的病毒，必須藉助B型肝炎病毒的幫助才能製造具有傳染性的完整病毒。

■傳染途徑：主要是透過血液傳染，而且只會感染B型肝炎患者。性關係複雜、使用共同針頭注射毒品等，都有極高的機率感染。

❶同時感染：B型肝炎病毒與D型肝炎病毒同時感染沒有抵抗力的人，這種類型的感染較為少見。

❷覆加感染：也就是本身就是慢性B型肝炎的患者，受到D型肝炎病毒的侵襲，而急性發作。

■潛伏期：約一至四個月。

■症狀：B型肝炎患者若突然出現食慾不振、噁心、疲倦、發燒或黃疸症狀，有可能是感染了D型肝炎。

■ 影響：大部分會轉變成慢性肝炎。

E型肝炎

是由E型肝炎所造成的一種病毒性肝炎，一般肝炎抽血檢驗即可得知是否感染，但目前E型肝炎的檢測試劑尚未上市。

目前台灣地區並沒有出現E型肝炎的流行，主要在大陸新疆、東南亞、印度、緬甸、尼泊爾、巴基斯坦、阿富汗等地盛行。

■ 傳染途徑：與A型肝炎相同，都是經由飲食傳染，要慎防病毒從口腔進入人體。

■ 潛伏期：約二至九週。

■ 症狀：可能沒有症狀，也可能有噁心、嘔吐、疲倦、黃疸等急性症狀出現。

■ 影響：與A型肝炎相同，只會出現急性肝炎，不會演變成慢性肝炎或肝硬化。

二 脂肪肝

喜歡吃「鵝肝」嗎？法式料理鵝肝之所以好吃，祕訣就在於每天讓鵝吃飽飽，造成營養過剩，鵝肝變得又肥又大又柔軟，成為一道香嫩可口的佳餚。如果自己的肝臟也變成「鵝肝」，可就不太美妙了，但是一般人往往在不知不覺中把自己的肝臟當鵝肝來養。

簡單的說，脂肪肝就是肝臟細胞內積存了過多的脂肪，使肝臟內的脂肪含量超過正常範圍。

一般正常的肝臟，脂肪含量約占肝臟總重量的三％至五％，其中六成為磷脂質，其餘為膽固醇和三酸甘油酯，若肝細胞中的三酸甘油酯過多，就會形成像「鵝肝」的脂肪肝，可透過超音波掃描看得出來。

肝病小常識

三酸甘油酯

＊又稱中性脂肪，由腸道吸收食物中的脂肪，再送到肝臟合成。疾病、遺傳、服用口服避孕藥或副皮質荷爾蒙藥物、愛吃高脂肪或高熱量食物、經常飲酒、肥胖等都可能造成三酸甘油酯過高，而提高罹患脂肪肝、動脈硬化、腦心血管疾病等疾病的風險。

導致脂肪肝的原因

造成脂肪肝的主要原因就是吃太多，這就來看看脂肪肝是怎麼形成的：飲食過量↓熱量攝取過多↓過多的脂肪，此外過多的葡萄糖在肝醣的儲存量飽和時，也會轉換成脂肪酸↓合成三酸甘油酯↓囤積在肝臟↓形成脂肪肝。

除了飲食過量之外，還有下列數種常見的致病原因：

■ **肥胖**：暴飲暴食造成營養過剩、肥胖，而出現體內三酸甘油酯過多的情況。

■ **酒精**：飲酒過量，致使肝臟來不及代謝酒精，導致大量不及處理的三酸甘油酯積存在肝臟，而且酒精的代謝物中有一種物質會促進脂肪的製造。

■ **藥物**：因藥物影響肝臟的代謝功能，使得脂肪代謝異常，過多的三酸甘油酯累積在肝臟。

■ **營養失調**：因挑食或偏食，使營養素的攝取不均衡，尤其是蛋白質或維生素的缺乏所導致。

■ **糖尿病**：糖尿病患者因胰島素分泌不足，影響全身代謝失調。此外，飲食過量、肥胖也是糖尿病的致病原因。

■妊娠：可能是荷爾蒙分泌異常、懷孕所引起的，往往在懷孕後期約三十六至四十週發作。

另外，急性或慢性肝炎發作時，肝臟也會有脂肪堆積，形成脂肪肝。

脂肪肝的症狀與演變

脂肪肝並不會出現什麼症狀，也未必會對身體造成嚴重傷害，算是良性的肝臟疾病，對肝功能的影響極輕微，若無伴隨其他肝病，發展成肝硬化或肝癌的機率極低。

通常只要控制或去除造成脂肪肝的原因，比如肥胖者要從改變飲食習慣、運動減重等方面來著手，一段時間之後，脂肪肝大多能獲得不錯的改善。

但若因為脂肪肝不痛不癢而掉以輕心，不加以改善，它也有一條惡化的可能途徑──脂肪在肝臟堆積得愈久，會產生愈多的自由基，提高肝臟發炎的機率，一旦發炎情況嚴重，就可能形成肝纖維化，持續惡化就會邁向肝硬化了。

肝病小常識

肝纖維化

* 並非一種疾病，而是慢性肝炎發展成肝硬化過程中持續性的病理變化，在肝臟損傷的過程中，會產生膠原纖維，促使肝纖維化的形成，初期還有使肝臟恢復正常的機會，若放任持續結痂纖維化，最後終將導致肝硬化。

三 酒精性肝炎

酒精性肝炎主要是因為長時間飲酒過量，導致肝臟發炎。如果你或你身邊的親朋好友有愛喝酒的習慣，就要特別留意了，如果長期喝酒過量，而且已經出現嘔吐、發燒等症狀時，恐怕已經罹患了酒精性肝炎囉！

酒產得愈多的地方，罹患酒精性肝炎的人也愈多，這種說法雖有待調查統計來證實，但台灣人特有的飲酒文化卻是我們都熟悉的。台灣人應酬或三五好友聚在一塊時，很喜歡喝酒助興，不但頻頻勸酒，還划酒拳、比酒量、較酒膽，酒喝得又猛又急，很容易就飲酒過量，因此得到酒精性肝炎的機率很高。

酒精與肝臟的關係

酒精進入人體後，會被送到肝臟，肝細胞動員起來，利用酵素將酒精分解代謝成水和二氧化碳，再透過呼吸或尿液排放出體外。在分解代謝的過程中，不但會產生一些對肝細胞具有毒性的代謝物質，如乙醛，而且易氧化許多物質，在在都會傷害肝細胞。

肝臟的代謝功能是有限度的，對肝細胞是相當大的負擔，以一瓶啤酒來說，肝臟必須耗費三個小時的時間來處理，每天喝下八〇公克的酒精，就有可能對肝臟造成傷害。

肝病小常識

解酒酵素

＊酒量的好壞，主要是看肝臟代謝酒精的能力高低，而肝臟代謝酒精的工程，則是利用肝臟內解酒酵素來進行，酵素多、活性強，解酒能力強，所謂的酒量當然好。

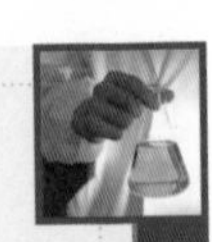

肝病小常識

拚酒量，東方人輸給西方人

＊這是因為東方人的體內，比西方人少了一種酒精分解酵素，肝臟解酒的能力稍遜，比較容易喝醉，因此能喝的酒量比西方人少，所以為了肝臟健康著想，還是避免找西方人拚酒為妙。

長期飲酒過量的「前景」

長期喝酒過量 → 脂肪肝 → 酒精性肝炎 → 肝硬化 → 肝癌

如果只是偶爾飲酒，肝臟有時間將酒精處理完畢，自行修復，慢慢恢復正常運作，但若是長期喝太多的酒，超過了肝臟所能負荷的程度，肝細胞來不及處理與自行復原，就容易受損發炎。

這時，肝臟還有恢復的可能，但若還不知加以節制，就會出現慢性肝組織病變、酒精性脂肪肝、酒精性肝炎，再一步步惡化成肝硬化，甚至邁向肝癌的惡夢。此外，還會因為妨礙了肝臟解毒的功能，從而影響神經系統，甚至會出現昏迷的情況。

酒精性肝炎的症狀

大多數長期飲酒過量的人雖然知道自己可能罹患肝病，但總想著那是未來的事，沒有想到那個「未來」這麼近，甚至可能已經降臨，這是因為酒精性肝炎的臨床症狀並不明顯，所以未能察覺體內已有酒精所引發的肝細胞病變。

有酗酒習慣或經常大量喝酒的人，如果已經出現食慾減退、易有倦怠感、腹部疼痛、嘔吐、發燒、下痢、黃疸、尿液呈深色等症狀，必須趕緊就醫治療，並立刻停止飲酒習慣，否則吐血、便血、昏迷等病狀便「指日可待」了。

酗酒者的超高中獎率

據統計，一般人若每天喝超過肝臟所能負荷的酒量，五年內罹患脂肪肝的機率超過五成，而罹患酒精性肝炎的機率也高達二成，任何彩券的「中獎」率都沒它來得高。

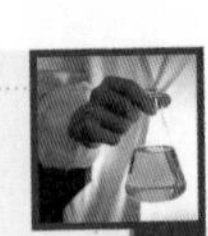

肝病小常識

喝下的酒精量怎麼計算？

＊酒量×酒精比重×酒精濃度＝純酒精量

＊例如：一瓶六〇〇西西、酒精濃度四．五％的啤酒，純酒精量＝600×0.8×4.5％＝21.6 公克

牛飲不只傷肝

長期過量喝酒，不只會得到肝臟疾病，也會影響與肝臟運作相關的組織、器官。

比如飲酒過量會影響食慾，從而減少營養素的攝取，而且酒精還會使腸胃道黏膜受損，而出現噁心、腹瀉、潰瘍、營養素吸收與利用差，這也是酒精性肝炎患者常出現營養不良的原因。

四 藥物或毒物性肝炎

藥物或毒物性肝炎，顧名思義是因為服用了藥物、化學藥品或有毒物質所造成的肝病，簡言之，就是肝臟中毒發炎了。或許你認為自己又沒吃藥，跟這類型的肝病是絕緣體，所以大可放心，那可就錯了！

先來看看藥物或毒物性肝病的高危險族群，後面再來一一檢視，你可能就在不知不覺中與這類肝病搭上了線。

- 不愛上醫院，自行買藥吃。
- 身為慢性病患者，長期服藥。

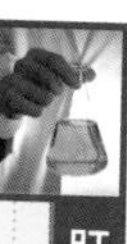

肝病小常識

肝炎其實可以分成兩大類

＊一類是具有傳染性的，另一類是沒有傳染性的。前面提過的A型肝炎、B型肝炎、C型肝炎、D型肝炎、E型肝炎等病毒引起的肝炎，便屬於前者；而酒精或藥物、毒物所引發的肝炎，則是不具傳染性的。

■ 愛吃補品。
■ 愛吃醃漬食品。
■ 吃進發霉長菌的食物。
■ 長期吃噴灑農藥的蔬菜、水果。

致病原因

■ 藥物：台灣人看病習慣拿藥，不少人還愛聽信偏方或廣告自行買來路不明的藥來吃，此外，也有為數不少的人習慣吃成藥，比如普拿疼。其實不管是哪一種藥，只要過量或不當服用，都會對肝臟造成很大的負擔。

■ 補品：國人喜歡有事沒事就進補一番，即使是一般人以為溫和的草藥或食補，也是一種藥，不當食用也會對肝臟造成傷害。

■ 醃漬食品：台灣人很講究美食，諸如臭豆腐、豆腐乳、泡菜等都有不少的擁戴者，其實醃漬食品一來不是新鮮的食物，而且它是靠醃漬久放起化學變化才造就的美味，這些化學變化就是醃漬食品必須送進肝臟解毒的因素。

■ 加工食品：不只醃漬食品，任何含有防腐劑、色素、人工香料等添加物的加工食品，都需要肝臟啟動解毒機制，對肝臟都是負擔。

■ **發霉食物**：沒有人會明知食物發霉長菌仍吃下腹，但有些節儉成性的人會將看得到發霉的部分去除，然後將剩下的部分吃掉，殊不知肉眼看不到的黴菌也因此跟著入腹了。

■ **不夠新鮮的食物**：除了發霉食物，穀類、玉米、花生等食物本身保存不易，容易生成一種黃麴毒素，會傷害肝臟。

■ **噴灑農藥的蔬果**：市面上的蔬菜、水果在栽種期間大部分都噴灑農藥，使用化學肥料，這些蔬菜、水果經過一些處理仍會殘存少許農藥，長期食用，肝臟解毒不及，也會累積下來造成傷害。

解毒的肝臟自身難保

前面介紹過肝臟的解毒功能，所有進入人體的食物或藥物都會被送到肝臟進行代謝作用，將有毒的物質分解成毒性較低或無毒的物質，再排出體外，但如果超過肝臟所能負荷的程度，就會造成肝臟中毒、發炎。

為什麼服用同樣的藥物或同樣食用上述的食物，有些人會導致肝病，有些人卻不會呢？以下幾個因素都是影響藥物或毒物性肝炎的可能原因。

■ **藥物種類**：如果藥物本身就會對肝細胞造成影響或傷害，當然會使肝臟中毒。

■ **服用量**：本來就會傷害肝臟的藥物當然服用愈多，傷害愈大，此外還有一些藥物本身雖不具毒性，但在肝臟代謝過程中，會產生有毒的物質，少量還不至於造成傷害，但超過肝臟的負荷量，肝臟就中毒了。

■ **服用期間**：藥物服用的時間愈長，等於是長期下來累積了大量的藥物，肝臟疲於解毒，來不及自行修復，傷害也愈大。

■ **體質**：即使是相同的藥物，相同的服用量，有些人沒事，有些人卻因此罹患肝病，這就跟個人體質有關了。

■ **本身已是肝病患者**：由於肝臟機能降低，致使對藥物代謝的功能也因而降低，比一般人更容易罹患藥物或毒物性肝炎。尤其B型肝炎帶原者，若不按醫師指示自行服用補藥或保健食品，反而可能引起肝指數升高甚至造成猛爆性肝炎。

■ **營養缺乏**：尤其是蛋白質的不足，會使肝功能的運作大受影響，使得人體對藥物毒性的敏感度升高。

藥物或毒物性肝病的發展與症狀

這類型肝病的發展歷程與酒精性肝炎相似，從慢性肝病、肝纖維化、肝硬化，甚至可能惡化成肝癌，若是引發猛爆性肝炎，更容易在短時間內喪命。

它的症狀也與其他肝炎無異，可能出現食慾減退、易感疲倦、腹痛、嘔吐、發燒、下痢、黃疸、深茶色的尿液等症狀。

五 新陳代謝異常性肝病

人體對某種物質的新陳代謝作用不正常，是導致新陳代謝異常性肝病的原因。

肝病小常識

猛爆性肝炎

＊又稱「暴發性肝炎」或「急性肝衰竭」、「劇烈性肝衰竭」，任何一種肝炎都可能引發猛爆性肝炎，會讓所有的肝細胞在短時間內全部死亡，肝功能完全罷工，算是所有肝炎中最危險的一種，死亡率極高，據統計，死亡率高達八〇％以上。

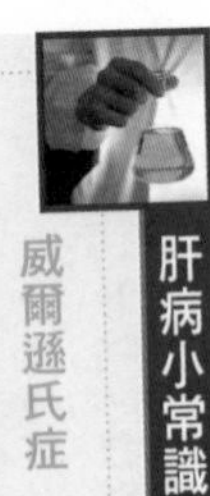

肝病小常識

威爾遜氏症

＊屬於遺傳性肝病，主要因為體內銅代謝異常，血液中缺少一種專門運送銅離子的蛋白質所引起，會使銅異常沉積在腦部、肝臟或腎臟等器官組織中，是造成孩童黃疸與肝硬化疾病的主因。

例如威爾遜氏症，是銅的代謝出了問題而造成的肝病；血色素沈著症則是鐵質吸收過量，代謝不正常，若大量沉積在肝臟，可能惡化成肝硬化。

六 肝硬化

嚴格說起來，肝硬化是各種肝炎惡化的結果，同時也有很高的機率邁向肝癌。

肝臟長期發炎，一再經歷結疤、修復、再生，每當超過它本身的修復能力時，就會產生纖維組織來填補受傷的空間，纖維組織愈多，肝臟就愈硬，久而久之，使原本柔軟紅潤的肝臟變硬，就是肝硬化。

輕微的損傷，肝臟啟動修復再生能力後，就能癒合而不留下痕跡；受損程度重，癒合後卻會留下疤痕。若肝臟的表面凹凸不平，已是很嚴重的肝硬化程度，已到了永久不可回復的地步了。

肝硬化的病因

造成肝硬化的原因，主要有以下幾項：

■ 病毒性肝炎：大多是由慢性的B型或C型肝炎惡化，引發肝硬化。在台灣，以這類型病因導致肝硬化的比率最高。

肝病小常識

肝病三部曲

＊肝病發展的病程有所謂的「三部曲」，也就是肝炎↓肝硬化↓肝癌，這在台灣是很常見的發病順序。

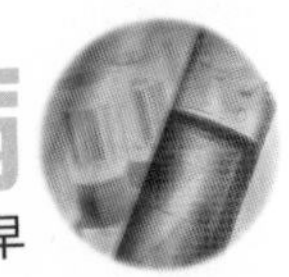

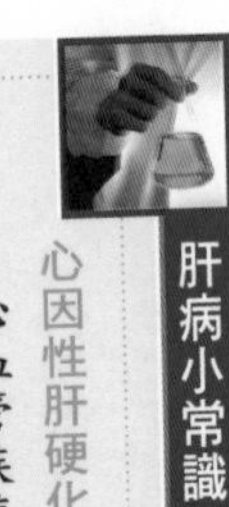

肝病小常識

心因性肝硬化

＊心血管疾病患者若長期處在慢性心臟衰竭的狀態下，使肝細胞缺氧、充血，會刺激纖維組織的形成，逐步惡化成肝硬化，這種因心臟疾病所引發的肝硬化，便稱為「心因性肝硬化」。除了心臟衰竭之外，長期窄縮性心包膜炎、房室瓣膜病變、心肺症等都可能引發心因性肝硬化。

■ **藥物或毒物**：藥物中毒，或各種化學藥物、環境毒素等進入人體，長期累積，引發中毒性肝炎，然後進一步發展成肝硬化。

■ **酗酒**：長期且大量喝酒，使肝細胞受損，引發酒精性肝炎，繼續形成肝硬化。

■ **新陳代謝異常**：由人體對某種物質的新陳代謝障礙，引發肝病後，持續發展成肝硬化。

■ **膽管阻塞**：具有分泌膽汁功能的肝臟，由於肝臟內部或外部膽汁流通的管道阻塞，使膽汁流通不順暢，淤積在肝臟，從而引發肝硬化。

■ 心臟衰竭：長期罹患慢性心臟衰竭的病患，從肝臟回流心臟的靜脈血流受阻，大量血液積在肝臟，造成肝臟淤血、缺氧，久而久之，肝細胞受損，促使肝組織纖維化，早期肝臟會充血而腫大，末期卻縮小而逐步引發肝硬化。

肝硬化的症狀

不管是哪一種原因引起的肝硬化，初期大多沒有症狀，甚至連一般的肝功能檢查也無法發現異狀，嚴重時出現的症狀也都非常相似：

- 食慾不佳。
- 易感疲倦。
- 腹脹。
- 黃疸症狀，眼睛和皮膚異常偏黃。
- 臉頰或手掌微血管擴張，造成所謂的潮紅現象。
- 手掌或胸前出現蜘蛛狀紅斑，也就是所謂的蜘蛛痣。
- 少數男性會出現乳房變大的症狀。
- 腹部靜脈曲張。

■下肢水腫。
■腹水。

可怕的併發症

肝硬化的可怕，在於它還會出現其他併發症，以下介紹常見的幾種：

■**食道靜脈瘤**：是肝硬化患者最常見的一種併發症，因為肝細胞纖維化，影響肝臟血液循環不良、門脈壓升高，造成肝臟的血流被迫回流，回堵到食道靜脈中，使食道靜脈曲張，鼓起有如腫瘤，所以稱為食道靜脈瘤，其實並非腫瘤。萬一病患出現大吐血症狀，表示血管壓力大到將靜脈瘤撐破，必須儘快送醫急救。

■**門脈高壓**：當血液流經凹凸疤痕的肝臟時，血管阻力很大，造成血壓升高，形成門脈高壓。

■**腹水**：門脈高壓會導致血管中的液體流向腹腔，使腹腔不正常積水，造成腹水，除此之外，血液中的一種蛋白質成分——白蛋白的濃度太低，或是鈉滯留體內，都會導致腹水。

■**腹膜炎**：罹患肝硬化後，肝臟對細菌、病毒的清除能力減低，這些細菌跑到腹膜作怪，就可能引發腹膜炎，出現腹水的肝硬化患者尤其容易併發此症。

■**肝昏迷**：病毒、細菌感染、藥物、毒物、酒精等，會造成肝細胞的大量死亡，而導致肝昏迷，主要由肝硬化、猛爆性肝炎、慢性肝腦病變或血中含有過量的氨等引發，也有些人是因腸胃出血、食道靜脈瘤破裂而誘發肝昏迷，會出現意識混亂、情緒不穩、疲倦、嗜睡等症狀。

醫學進步的現在，仍未發展出有效治癒肝硬化的方法，只能積極治療，避免併發其他病症或惡化成肝癌。

肝病小常識

白蛋白

＊白蛋白是血中的一種蛋白質，由肝臟製造，當肝臟受損，肝功能降低時，可能減少白蛋白的合成，造成血中白蛋白的濃度不足。

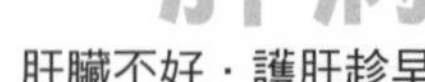

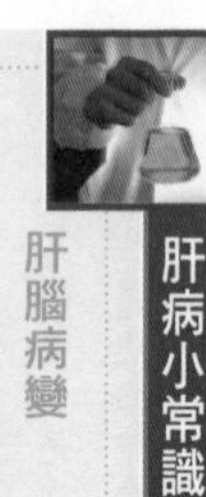

肝病小常識

肝腦病變

＊當肝臟受損嚴重，使肝臟解毒功能降低，造成體內的毒素無法正常代謝，在體內累積，當這些毒素進入腦部，抑制腦活動，就會導致肝腦病變。這屬於一種神經精神系統異常，可能出現肌肉攣搐、意識混亂、失去定向力、不當行為等症狀，以至於完全昏迷。

七 肝癌

癌症是國人十大死因之首，而肝癌往往排名十大癌症死因的前兩名，它是非常可怕的一種癌症，若未治療，病患可能在半年內就死亡。

肝癌的種類

肝癌是肝細胞異常生長所導致的癌症，依照癌症的發生處可分成兩類，一類是「原發性肝癌」，也就是肝臟本身組織變異癌化，形成的惡性腫瘤，在台灣較為常見，尤其偏愛找上中年男性；另一類為「繼發性肝癌」，是指原本發生於其他器官或部位，而後擴散轉移至肝臟的癌症，又稱「轉移性肝癌」。

按照癌細胞組織的來源，又可分成肝細胞癌、膽管細胞癌、混合型癌及肝母細胞癌數種，其中以肝細胞癌最為常見。

肝癌的致病因素

以下是罹患肝癌主要的原因：

■ B型肝炎病毒：B型肝炎病毒已被證實會嵌入肝細胞核內，可能造成肝細胞變異，從而逐漸形成肝癌。B型肝炎帶原者與患者的肝癌罹患率高於一般人。

■ C型肝炎病毒：C型肝炎病毒導致肝癌的方式與B型肝炎病毒不同，可能是病毒本身具有致癌性，或經由引發慢性肝炎、肝硬化而逐步造成。

■ 肝硬化：任何原因導致的肝硬化，都有可能惡化成肝癌。由肝硬化導致肝癌而死亡的人數占肝癌死亡人數的七五％至八〇％，肝硬化也可以算是罹患肝癌的徵兆。

■ 毒性物質：一些能使肝臟受損中毒的毒性物質，如黃麴毒素、化學藥品等。

■家族遺傳：家族中如果有人得到肝癌，其他家族成員罹患肝癌的機率是一般沒有肝癌家族史的人的數倍。而且，這類家族遺傳的肝癌患者在台灣也大多是B型肝炎患者或帶原者。

此外，營養不良、感染、長期酗酒、不當服用藥物、免疫功能缺損、先天性新陳代謝異常等，也和肝癌有關。

所以，B型肝炎帶原者、C型肝炎患者、慢性肝炎患者、肝硬化病患、有肝癌家族史的人等，都是肝癌的高危險群。

肝癌的症狀

肝癌與其他肝病相同，大部分都沒有症狀，等到症狀出現時，大多已是末期，因此往往延誤了最佳的治療時機。下面介紹肝癌的幾種症狀：

■食慾差：是最早出現的症狀之一，約有七一%至九五%的病患會感到食慾不振。

■厭食：尤其聞到或看到油膩食物，就會感覺噁心不適。

■口有腐臭味：嚴重時，口中會散發出一股腐敗的臭味。

■持續放屁：慢性肝病易使腹部累積廢氣，常造成不斷放屁。

■ 腹脹、噁心、嘔吐：這些可能是病情惡化的徵兆，常會在用餐出現這些症狀。

■ 疲倦：經常感到全身無力。

■ 黃疸加深：眼睛或皮膚變黃，甚至是因為肝癌太大，造成阻塞性黃疸，才被診斷出來。

■ 糞便顏色異常：膽道阻塞，使得膽汁無法正常進入腸道而排出，因此使得糞便顏色變淺白。

■ 皮膚癢：膽汁進入血液，其中的膽鹽會刺激皮膚神經而引起皮膚發癢。

■ 腹部摸到腫塊：如果在腹腔上緣右側摸得到腫塊，恐怕已是肝癌末期了。

■ 上腹疼痛：若是因為肝癌太大破裂出血，而導致急性腹痛，就危險了。

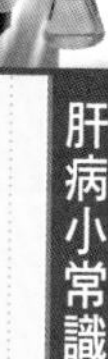

肝病小常識

阻塞性黃疸

＊由於排泄膽汁的膽道阻塞，使膽汁無法順暢排泄至腸道所引發的黃疸症狀，大部分因此項原因致病的患者，需要做手術治療。

除此之外，還可能出現發燒、出血、體重減輕、臉色發黑、胸頸或手臂出現蜘蛛痣、腹水、頭昏、眼澀、情緒不穩等症狀，這些症狀容易被誤以為是感冒、腸胃炎，需特別留意。

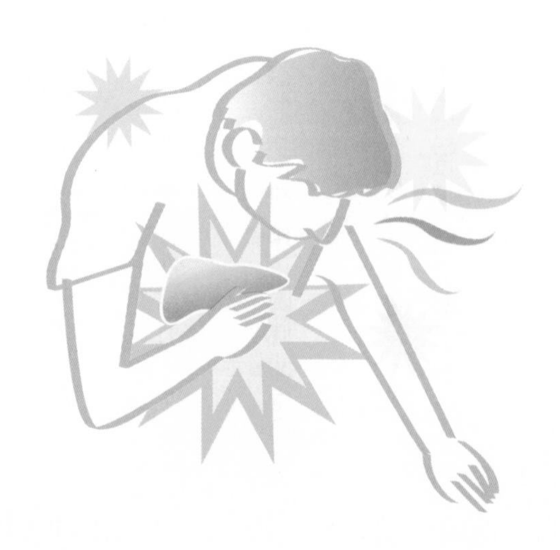

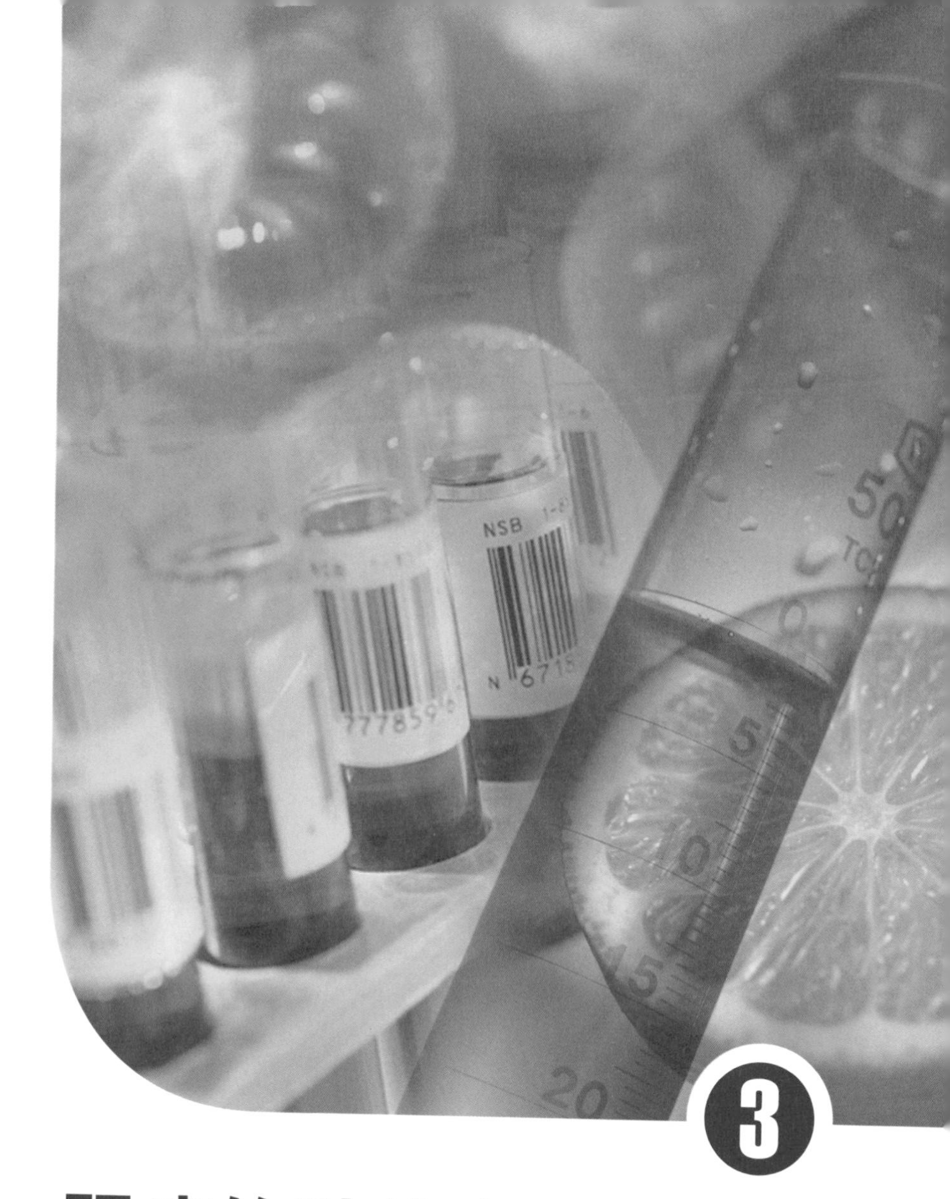

3

CHAPTER

肝病的防治和飲食改善方法

肝病小常識

定期檢查是多久檢查一次

＊若本身是B型、C型肝炎帶原者或患者、吸毒者、不正常性行為、酗酒等高危險群，最好每年檢查一次；若已患有慢性肝炎或肝硬化，至少半年做一次；至於肝炎患者則視病情而定。

◆肝臟檢查是防治肝病的第一步

肝病的無聲無息無症狀，是造成罹患率與死亡率年年居高不下的主要原因，因此肝臟的檢查對於「及早發現、及早治療」，是非常重要的關鍵。

到醫院檢查，不是有檢查就好，有幾件事要特別注意：

❶定期檢查。

❷醫院的分科很細，並非所有的醫師都懂肝病，務必要找專科的醫師。

❸進行檢查前，應禁食至少六至八小時；若做腹部超音波，檢查前還得禁水二小時以上。

肝臟相關的檢查其實非常繁多，以下介紹幾種主要的肝臟檢查項目，並稍做說明，幫助你讀懂健檢報告，面對一堆數值不再霧煞煞。

◆抽血檢查

GOT（AST）、GPT（ALT）

■正常範圍：GOT的正常範圍為10～40U/L；GPT的正常範圍為5～45U/L。

所謂的正常範圍會因各家醫院的正常範圍而稍有差異，不過大抵以上列為正常範圍。

■檢測數值的意義：肝細胞遭受破壞，就會導致數值升高，若GOT、GPT比正常範圍高，表示可能罹患了肝炎或脂肪肝。一般慢性肝炎患者的GOT、GPT在100 U/L以下。以下是根據檢查數值，初步推估可能罹患的肝功能障礙。

GOT、GPT是肝細胞內的兩種酵素，這項檢查主要是抽血檢查肝臟發炎與否，也就是俗稱的「肝功能檢查」。

GOT、GPT 數值	可能罹患的肝功能障礙
GOT、GPT 皆很高，上升至 400 ～ 500U/L，甚至超過 1000U/L	急性肝炎發作
GOT 高出 GPT 很多	酒精性肝功能障礙、肝硬化、肝癌
GPT 比 GOT 還高	脂肪肝、慢性肝炎

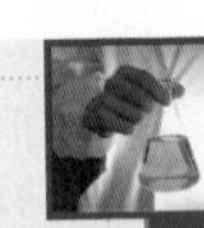

肝病小常識

健保提供的肝臟檢查

＊全民健保提供年滿四十歲的民眾所做的免費健康檢查，目前僅有GOT、GPT肝功能檢查，並不包括其他的肝臟健檢項目，所以要徹底檢查肝臟，還需額外的健保補助或全部自費檢查。

要特別注意的是，GOT、GPT數值常有起伏，未必與肝病的嚴重程度相關，即使罹患肝病期間，有時也會下降至正常範圍，因此GOT、GPT正常，並不表示未罹患肝病，也不表示肝炎痊癒，所以才需要「追蹤」檢查。

為數不少的肝癌患者都無法接受自己一直都定期做肝功能檢查，數值也都正常，怎麼會「突然」就肝硬化或肝癌末期了？

其實，GOT、GPT只能查出肝臟是否正在發炎或壞死，卻不能確認是罹患哪一種肝病，所以此項檢查並不能當作判斷肝病的唯一指標。

病例

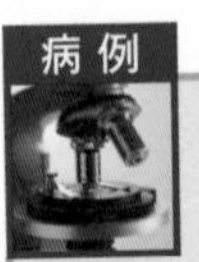

知名歌手薛岳本身是B型肝炎帶原者，肝功能檢查正常，不料赴大陸演唱期間，因腹痛求醫，才診斷出已是肝癌末期。

鹼性磷酸酶（ALP）

■檢測數值的意義：超過正常範圍，極可能是肝炎或肝硬化患者出現了黃疸症狀。

鹼性磷酸酶存在於肝臟、小腸、骨骼、胎盤中，主要是檢驗膽道系統是否阻塞。

肝功能出問題時，會影響膽汁通道——膽道也出現障礙，肝臟的ALP不能正常排入膽汁、進而融入血液中，造成ALP數值升高。

ALP超過正常範圍，可能是罹患了肝炎、肝硬化，也可能是出現膽管炎、膽結石、膽道癌或胰臟癌等。此外，懷孕、骨骼受傷或繼續生長等，同樣也會使ALP數值上升。

丙麩胺轉肽酶（γ-GT）

■檢測數值的意義：超過此範圍，多半有酒精性肝功能障礙。

γ-GT也是膽道系統阻塞的檢測，γ-GT與ALP一樣，都屬於膽道酵素，會對酒精產生反應，可視為喝酒指標，長期過量飲酒的人多半γ-GT值會特別升高，有酒精性肝功能障礙的人，百分之百會超過正常範圍。此外，有人服用某些藥物時也會使γ-

肝病小常識

溶血

＊所謂溶血，是指紅血球被破壞，使血紅素跑出來溶入血漿中，使原本淡黃色透明黏稠的血漿，變成紅色黏稠的液體。

GT值升高。不過，此酵素太過敏感，幾乎任何肝臟疾病都會升高，比較沒有診斷特異性。

膽紅素（BIL）

■ **檢測數值的意義：**各膽紅素值高於正常範圍，表示可能罹患肝病、阻塞性黃疸或溶血症狀。

膽紅素是一種紅血球內部血紅蛋白形成的色素，當紅血球老化，產生難溶於水的「間接膽紅素」，就會被送至肝細胞，然後在酵素的作用下轉成易溶於水的「直接膽紅素」，再排入膽汁中。

當肝功能出問題時，膽紅素就會逆流入血液中，造成黃疸症狀。

總蛋白質（TP）

■檢測數值的意義：數值下降，表示肝功能衰退。

血清總蛋白質主要是檢查血液中的蛋白質總量，血清蛋白質可幫助人體的正常代謝，在肝臟合成，一旦罹患急性肝炎或肝硬化等肝病，導致肝功能衰退，這項數值就會低於正常範圍。此外，也可視為腎功能與營養均衡與否的指標。

白蛋白（ALB）

■檢測數值的意義：低於正常範圍，表示肝功能衰弱。

此項是透過抽血檢查血中白蛋白的濃度，白蛋白是血液中的一種蛋白質，大多在肝臟合成，主要維持血中的滲透壓，滲透壓不足易造成水腫。肝功能衰退時，無法正常製造白蛋白，就會造成血中白蛋白的濃度下降。不過，腎病症候群患者與長期營養不良的人，白蛋白也會減少。

白蛋白／球蛋白比（A/G）

■檢測數值的意義：肝功能衰退時，數值下降；數值小於一時，可能罹患慢性肝炎或肝硬化。

白蛋白／球蛋白比主要是檢測肝臟的合成功能，可視為慢性肝炎、肝硬化的指標。肝功能不佳，無法製造足夠的白蛋白時，或肝臟長期發炎，使免疫球蛋白增加，均會導致球蛋白數量比白蛋白多，檢測的數值便會下降。

此外，也可能是罹患腎病症候群、蛋白漏出性胃腸症、多發性骨髓瘤、癌症等疾病，宜儘速求醫，進一步診斷。

α-胎兒蛋白（AFP）

■檢測數值的意義：數值上升，可能是嚴重的急性、慢性肝炎；血清AFP數值若大於400ng/ml，較能推定罹患肝癌。

α-胎兒蛋白又稱甲種胎兒蛋白或甲型胎兒蛋白，簡稱胎兒蛋白，也屬於抽血檢查。所謂α-胎兒蛋白，即是指在母親體內的胎兒時期所分泌的物質，出生後就會逐漸消失，但罹患肝癌的患者卻會異常分泌α-胎兒蛋白。

不過，約有1/4的肝癌患者測得的AFP值並不會特別升高，因此也不能將這項檢查視為判定肝癌的唯一依據。此外，懷孕、卵巢癌、睪丸癌等，都會造成AFP值升高。

丙型球蛋白（γ-globulin）

■ 檢測數值的意義：數值升高，表示肝功能降低。

丙型球蛋白，又稱丙種球蛋白，主要檢測肝臟網狀內皮系統機能。當肝臟受損時，其網狀內皮系統機能降低，免疫防衛能力下降，血清丙型球蛋白便增加。

凝血酶原時間（PT）

■ 正常範圍：一般人正常範圍約為十二秒左右（八〇％至一〇〇％）。

■ 檢測數值的意義：肝功能衰退，會導致肝臟製造凝血酶原的能力下降，凝血酶原數量減少，血液不易凝固，凝血時間拉長。

主要是檢測肝臟製造凝血酶原所需的時間，換句話說就是血液完全凝固所需的時間。除了罹患肝病之外，服用中藥或抗凝血劑，也可能造成PT值延長。需要動肝臟手術的病患，必須先檢測凝血酶原，以了解肝臟的止血能力。

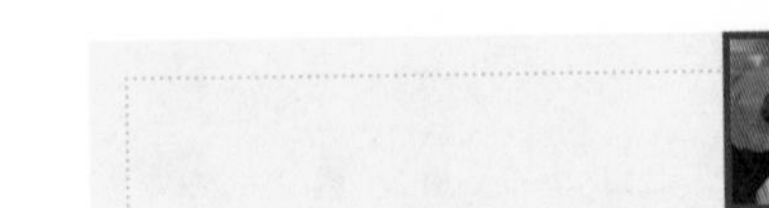

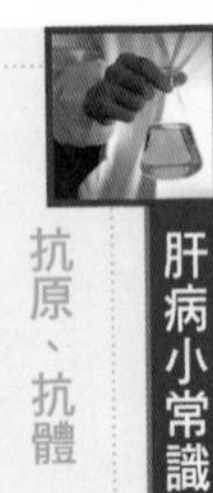

肝病小常識

抗原、抗體

＊抗原，是指刺激人體產生免疫反應的物質，如細菌、病毒的蛋白質。

＊抗體，受抗原刺激所產生的一種蛋白質，屬於一種免疫球蛋白，能與抗原結合再行消滅。

＊表面抗原，是指B型肝炎病毒外層的一種蛋白質。

＊表面抗體，是指人體針對表面抗原所產生的一種對抗物質，會經由感染過B型肝炎而由人體自行產生，或者施打疫苗而產生。

＊e抗原，是指由肝炎病毒製造的蛋白質，會使慢性肝炎急性發作。

＊e抗體，是指體內自行製造來對抗e抗原的物質。

◆影像檢查

腹部超音波

■檢測的意義：腹部超音波檢查可以透視肝臟與相鄰的腹部器官，藉此檢查出是否罹患肝硬化或肝癌。

目前的腹部超音波檢查，已可發現小到一公分的腫瘤，可以根據超音波所拍下的圖像，搭配其他檢查，進一步判斷是肝癌、轉移性癌或血管瘤等。

腹部超音波檢查無痛、時間短，又能有效檢查出肝硬化或肝癌，有助於「及早發現、及早治療」，因此，目前被視為診斷肝臟疾病非常重要的工具。

肝病小常識

肝實質性病變

＊是指肝細胞曾經發炎、壞死，正常肝細胞來不及修復，而增生纖維組織進行填補，使肝臟留下發炎或結疤的痕跡，即使肝細胞不再發炎、惡化，卻也不再像正常肝臟的質地那麼細膩均勻，這就是肝實質性病變。

肝臟情況	超音波診斷
質地細膩而均勻、光滑	正常
質地粗糙不均勻、不光滑	慢性肝炎、肝纖維化、肝實質性病變
質地更加粗糙、表面凹凸不平	肝硬化

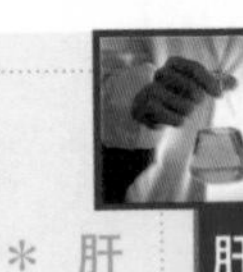

肝病小常識

肝臟檢查項目至少做三項

＊前面介紹的多種肝臟檢查，僅做單項檢查未必能正確判斷肝臟正常與否，而肝臟相關的檢查項目非常多，即使不做全部的檢查，至少也應定期做肝功能抽血檢查、α-胎兒蛋白、腹部超音波等項目。

電腦斷層（CT）

■檢測的意義：可查知是否罹患肝硬化、肝囊腫、肝血管瘤或肝癌。

電腦斷層屬於一種影像掃描檢查，主要是利用電腦與放射線透視人體影像，藉此診斷體內肝膽等各器官是否出現異常病變。

磁核共振（MRI）

■檢測的意義：可檢查出體內是否出現肝血管瘤、肝硬化、肝囊腫或肝癌。

磁核共振屬於影像掃描檢查，主要是將人體置於磁場中，利用電腦探測人體氫離子所釋放的能量變化形成的影像，可進一步做各種不同的切面檢查。

肝切片

■檢測的意義：可幫助判定肝病的嚴重度，包括肝臟受損情況、程度、原因，確認是否罹患肝纖維化、肝硬化、肝癌等肝病。

肝切片又稱肝穿刺，是利用細針抽出一點肝細胞或組織，以便施行病理化驗，目前此項檢查大多在超音波的監控下進行，對於正確診斷、判定肝病，以及決定治療方向的幫助都不小。

由於肝臟機能相當複雜，肝病症狀不是不易發現，就是容易被誤以為是感冒或腸胃炎等其他病症，所以做了肝臟相關檢查後，還須經由專業醫師綜合整體的檢查結果，判斷肝功能正常與否。

◆肝病治療

各種肝病各有不同的治療方式，即使是相同的治療方法，可能使用的劑量等也會有所不同，加上個人的體質不同，要採用哪一種方式治療肝病，務必與專科醫師討論，遵循醫師的指示改善。我們先來看看藥物與手術的治療方式。

病毒性肝炎的治療

B型肝炎

長效型干擾素

干擾素具有抑制病毒活性的作用，可改善發炎的情況，每週注射三次，約有1/4的病患可維持長時間的療效，而3/4的患者不是無效就是停藥之後復發，而且注射干擾素，無法完全消滅B型肝炎病毒，仍屬於帶原者。

■副作用：常出現發燒、畏寒、疲倦、肌肉酸痛、頭痛，及食慾不振等類似感冒的症狀，或情緒不穩定、失眠等，極少比例可能引發掉髮、甲狀腺機能異常等。

干安能

目前被認為治療B型肝炎效果較好的是干安能（Lamivudine），原是治療愛滋病毒的藥物，後來被發現可抑制B型肝炎病毒的活性，療效比干擾素佳，屬於口服藥物，必須每日服用一次，已取代干擾素成為治療B型肝炎的當紅藥物。

■副作用：副作用較少，可能出現腸胃不適、頭痛等，長期服用可能產生抗藥性，且服用的時間愈長，抗藥性愈強，一旦出現抗藥性會增加治療的困難，而在停藥之後可能使肝炎復發，所以務必在醫師的監督指示下服用。

干適能

可以選擇性抑制B肝病毒的複製，而且干適能的結構能使病毒較不易對它產生抗藥性，因而較能長時間保持藥效。干適能的建議服用量為每天一次，一次一顆一〇毫克，標準療程為一年。目前健保提供有條件給付。

■副作用：抗藥性低，不過可能影響腎臟機能，肝移植、肝硬化或腎功能不佳的肝病患者需特別小心服用。

貝樂克

由於長期服用干安能會出現抗藥性的嚴重與棘手問題，近來亞太肝臟研究學會與美國醫學界紛紛修正建議，慢性B型肝炎的長期用藥，以干適能或貝樂克為第一優先選擇。貝樂克可有效抑制B型肝炎病毒複製，且有不錯的抗藥性表現，最近已列入了健保給付，干適能則是有條件給付。

■副作用：貝樂克可能引起疲倦、頭痛、腹瀉、消化不良等症狀，但機率不高，且在停止服藥後大多可紓解，抗藥性最低，僅五％左右；服用五年後，抗藥性僅約一．二％。

喜必福

可有效抑制B型肝炎病毒，適合病情嚴重、需長期治療的病患，因對胎兒較為安全，懷孕的B型肝炎病患也可服用，健保局於九十七年八月一日列入健保給付，做為慢性B肝第一線的治療口服用藥，療程為十二至十八個月。

■副作用：副作用較少，第一年的抗藥性三％至四％，第二年九％至二二％，第三年至今尚未發表副作用。

此外，還有治療性疫苗、α胸腺素等治療方法，目前仍在研發中。

✦C型肝炎

干擾素

目前治療C型肝炎最佳的藥物是干擾素，約有一半的患者在注射初期有明顯效果，只有1/4的病患可獲得長期療效，有一半的患者在停藥後會復發。

■副作用：使用干擾素常出現發燒、畏寒、疲倦、肌肉酸痛、頭痛及食慾不振等類似感冒的症狀。

長效型干擾素

將干擾素結合聚乙烯乙二醇（PEG）分子，可延長藥效在人體作用的時間，每週只須施打一次。

■副作用：類似干擾素，但因為每週只要施打一次，要忍受副作用的時間相對較短少，不再天天受苦。

口服藥 Ribavirin

這項藥物被證實有加強甲型干擾素的抗C型肝炎病毒療效，主要是透過直接殺死病毒作用，以及增強免疫功能，來達到對慢性C型肝炎的治療。

■副作用：低血色素、溶血性貧血、皮膚疹、皮膚搔癢，以及造成畸胎的危險，少數會出現鼻塞、呼吸困難、喉嚨痛、咳嗽等症狀

雞尾酒療法

是指合併干擾素搭配口服藥Ribavirin的治療方法，其成效比單用干擾素佳。以每週注射三次干擾素，合併服用Ribavirin，持續治療六至十二個月，可將慢性C型肝炎的療效提

高至五〇%左右；若是使用長效型干擾素結合Ribavirin，治療六至十二個月，可使療效更加提高至六〇%至七〇%，因此後者儼然成為治療C型肝炎的主流，為全球公認的標準療法。

■ **副作用**：可能會有虛弱、腹痛、腹瀉、皮膚起紅疹、貧血等副作用。

其他病毒性肝炎

A型肝炎只要調養得當，多半可自行康復；D型肝炎目前未有有效的特定治療方法，只能盡力預防。至於急性病毒性肝炎，一般只要充分休息，就得以自然痊癒，不需特別治療，個別病情還須由專科醫師診斷。

脂肪肝的治療

排除病因

脂肪肝的治療，最重要而根本的不是吃藥，而是排除病因：

■ 藥物引起的脂肪肝→停用藥物。

- 酒精引起的脂肪肝↓戒酒。
- 肥胖造成的脂肪肝↓從飲食與運動方面來改善，限制總熱量與醣類的攝取，搭配規律適量的運動，以減輕體重。
- 肝炎後的脂肪肝↓採低脂肪、低糖飲食，搭配適當的運動，肥胖者應採適當健康的方式減重。
- 糖尿病併發引起的脂肪肝↓控制血糖穩定。

藥物治療

有必要的話，遵循醫師指示輔以藥物治療。至於因糖尿病、高脂血症併發脂肪肝的患者，可採用改善胰島素抵抗性藥劑、高脂血症治療藥物等來改善病症。

酒精性肝炎與藥物性肝炎的治療

由酒精、藥物造成的肝炎，最根本的治療條件就是戒酒與停藥，再搭配一些支持性療法，可有效治療酒精性肝炎與藥物性肝炎，最低程度也能控制病情避免惡化。

肝硬化的治療

病程已達肝硬化時，除了肝臟移植手術能徹底根治之外，目前肝硬化的治療，以平日的飲食、生活調養與併發症的控制，來防止病情惡化為主。

✧肝臟移植手術

所謂的肝臟移植手術，是將健康的肝臟整顆或部分植入肝病患者體內，以全部或部分替代患者原來的肝臟，使肝臟發揮正常功能，維持患者生命。目前要想根治末期肝硬化，只有做肝臟移植手術，但國人捐肝的人數不多，不易等到適合的肝臟。

■副作用：恐怕出現術後排斥與病菌感染的問題；手術時肝不能切除太大，以免引發肝衰竭。

✧食道靜脈瘤的控制

目前較常被採用的是「靜脈瘤結紮」與「施打硬化劑」，可達到良好的止血效果，並可消除食道靜脈瘤，減少再次出血的機會。

■副作用：靜脈瘤結紮會使患者較痛苦，但副作用較小，危險性低；硬化治療病患較無痛感，但副作用較大，危險性稍高。

✧腹水的治療

腹水的治療方法，除了限鹽，還會輔以利尿劑，必要時候還會輔以「放水」——抽取腹水，以便將腹水釋放到體外去。

■副作用：利尿劑可能出現腎功能惡化、鉀鈉電解質不平衡、肝性腦病變等副作用；而抽取腹水可能引起肝昏迷、腎功能衰竭、低血容積、低血鈉等併發症。

肝病小常識

肝衰竭

＊是指在短時間內肝細胞大量壞死，病毒、酒精、藥物、肝病惡化、先天代謝性疾病、肝臟發生血栓等都是可能引發肝衰竭的原因。若是爆發病情變化極快的「急性肝衰竭」或「猛爆性肝衰竭」，有高達八〇%、九〇%的死亡率。

肝昏迷的治療

要改善肝昏迷，須先控制致病原因。肝昏迷患者通常有血中氨含量升高的情況，一般會採口服藥水將體內的氨排出，有時也會採用灌腸的方式。若是嚴重肝硬化造成慢性的肝昏迷，得做肝臟移植手術或長期藥物治療。

■ **副作用：**服用藥水往往會出現腹瀉的副作用。

肝癌的治療

目前肝癌的治療方式非常多，主要有下面幾種，有時採單一方法治療，有時採多種方法搭配治療，得由專科醫師斟酌患者病情決定。

手術切除

目前手術切除的技術進步很多，算是治療肝癌最佳的方式，根據統計顯示，肝癌在五公分以下，術後至少有半數的患者可度過五年的存活期。

至於適不適合動手術，得視肝癌是否為單一腫瘤、尚未侵犯到主肝門靜脈、肝臟切除後的肝機能仍能應付身體需求，以及無心臟病等其他手術的危險因子等先決條件。

血管栓塞

由於肝癌幾乎全由肝動脈來供應血流，所以血管栓塞的治療利用這一點，將導管放入肝動脈中，透過阻斷供應肝癌營養的肝動脈，促使癌細胞壞死。

血管栓塞通常會輔以藥物治療，一般用於不進行手術切除的病患。

■ 副作用：可能出現輕微的發燒、腹痛等副作用，肝功能可能稍受影響，通常約可在兩週內恢復未栓塞前的水準。有些人可能出現食慾不振、噁心、嘔吐、消化道出血、急性膽囊炎、急性胰臟炎等症狀，極少數可能誘發肝衰竭。

肝病小常識

五年存活率

＊各種癌症患者的存活率，在醫學上是以五年為標準來評估，也就是說癌症患者活過五年的百分比，並非指病患只能活五年。例如五〇%的五年存活率，是指一百人當中，有五十個人可活過五年還活得好好的。

肝病小常識

肝癌由肝動脈供血

＊正常的肝臟有二個供血管道，由肝動脈供應1/4的血流，肝門靜脈供應3/4的血流，而肝癌卻幾乎全由肝動脈獨力供應，所以進行血管栓塞治療，雖阻斷了肝動脈，未癌化的肝臟仍有肝門靜脈維持供血，不至於壞死。

✦局部酒精注射

如果說血管栓塞是「餓死」癌細胞，局部酒精注射便可說是「毒死」癌細胞，後者是在超音波下，利用細針將純酒精注射到肝腫瘤，使癌細胞壞死，通常適用在三公分以下的小型或初期肝癌治療，肝癌發生部位在三處以內效果較好。一次療程約注射二至三次，通常在一週內打完。

■**副作用：**會出現腹痛症狀，極少數的人可能會有腹腔內出血的併發症。

化學治療

利用化學藥物注射或服用的方式，殺死癌細胞，有全身性化學療法與動脈內注射化學療法兩種，不過目前尚未出現醫療界公認有效的藥物可供運用，至今療效不甚理想。

■副作用：可能出現白血球下降、噁心、嘔吐或掉髮等症狀。

放射線治療

放射線治療顧名思義就是採用放射線的治療方式，例如常聽到的鈷六十、光子刀。由於療效不甚理想，未被廣泛使用。

■副作用：易連同正常細胞一起殺死；若併有肝硬化之患者，容易發生肝衰竭，反使病情惡化。

肝病的飲食療法

肝病的治療，除了前面介紹的幾種方式，更基本的是藉由日常的飲食來調養，提供肝病患者足夠的營養，幫助肝臟自行修復，藉以改善肝功能或阻止惡化。

一般肝病怎麼吃

不同的肝病，在飲食調養上略有不同，先來看看一般肝病共通的飲食建議。

飲食均衡

人體與肝臟需要各種營養素來維持機能運作，平時飲食上以均衡、不偏食為原則。

適量且優質的蛋白質

蛋白質能幫助受損肝細胞的修復與再生，肝炎患者初期不須特別限制蛋白質的攝取量，一般肝病患者建議以攝取充足的熱量與適量的蛋白質為原則，以利維持肝臟自行修復與其他功能的運作。

至於蛋白質的攝取，也應慎選來源，一般肝病患者，建議以雞蛋、牛奶、肉類、魚類等的高生理價蛋白質為主；而肝硬化患者，最好以黃豆、豆腐、豆漿等植物性蛋白質為主；唯有肝昏迷病患需限制蛋白質的攝取。復原期間需要增加營養，應特別注意攝取足夠的優質蛋白質食物。

充足的熱量

醣類是最容易消化的主要熱量來源，可多吃複合碳水化合物的食物，如地瓜、馬鈴薯、米飯、麵食等，才能有足夠的熱量，供應肝臟自行修復時所需。

多攝取維生素、礦物質

肝病患者的代謝功能降低，或治療所服用的藥物，都可能妨礙維生素與礦物質的吸收，應多從新鮮食物中攝取。蔬果的攝取以均衡食用各色蔬菜、水果為原則；富含EPA的秋刀魚、沙丁魚、青花魚等，以及富含DHA的鮪魚、鮭魚等，有助於降低體內膽固醇與三酸甘油酯，對脂肪肝患者有益。

肝病小常識

一般肝病患者的蛋白質攝取量

＊肝炎初期：蛋白質攝取量＝體重（公斤）×一公克

＊病況嚴重：蛋白質攝取量＝體重（公斤）×〇．八公克

少量多餐

由於肝病患者的消化、吸收能力降低，一次食用過多食物，易出現腹脹、噁心等腸胃不適的症狀，改變飲食習慣，少量多餐，有助於減少腸胃不適，也減輕肝臟的負擔。

少吃高油脂食物

肝病患者往往有肝臟脂肪代謝與膽汁分泌不正常的問題，致使人體對油脂類與脂溶性維生素的吸收力降低，所以應盡量避免食用高油脂或油煎、油炸食物，如五花肉、蹄膀、油條等。

避免食用加工、醃漬食品

加工食品如香腸、臘肉、泡麵等，多添加一些化學成分，而醃漬食品在醃漬的過程中可能產生毒素，這些都會增加肝臟解毒代謝功能的負擔，進而傷害肝臟。

少吃易腐食物

米、麥、花生等若保存不當，容易受黃麴毒素污染，目前研究已證實黃麴毒素與肝癌有關。食用時應特別留意這些食物的新鮮度，以免再傷害已受損的肝臟。

少喝刺激性飲料

刺激性飲料如濃茶、咖啡、氣泡飲料等，進入人體也會造成肝臟的負擔，應避免過量飲用。

忌酒、藥

酒類、藥物，如女性的避孕藥或其他荷爾蒙藥物等，都會加重肝臟的負擔，對肝臟的復原不利，也應儘可能避免飲用或服用。

各種肝病的飲食建議大致雷同，除了上述的飲食建議之外，另有需要特別提醒的，羅列如下，提供參考，詳細確實的飲食還須與營養師或專科醫師諮詢討論：

各種肝病	特別飲食建議
脂肪肝	1. 多攝取維生素：有脂肪肝的人容易發生維生素缺乏的問題，應多食用維生素含量豐富的新鮮蔬果等食物。 2. 多吃高纖食物：脂肪肝患者膽固醇高，容易便秘，最好多吃纖維含量高的食物。 3. 充足的蛋白質。 4. 低糖、低膽固醇。
慢性肝炎	1. 多吃高纖食物，尤其是深色蔬菜。 2. 飲食清淡。 3. 適量攝取油脂：無黃疸症狀的患者不須過度嚴格限制油脂的攝取。建議選用含有 EPA、DHA 不飽和脂肪酸的油脂。 4. 補充綜合維他命：若有食慾不振造成營養不良，須詢問專業營養師服用。
急性肝炎	1. 採高糖、高熱量飲食。 2. 充足的維生素、礦物質：應從各種食物中攝取，若嚴重不足，才詢問營養師使用補充劑。 3. 避免過量攝取動物性蛋白質。 4. 不須限制脂肪攝取量：但若併有膽道受阻、胰臟功能不全等而影響脂肪代謝的患者，則須限制脂肪的攝取。 5. 限鹽、限水：出現腹水、水腫等症狀的患者，應限制鹽分與水分的攝取量。
肝硬化	1. 充足的熱量與蛋白質。 2. 補充水溶性維生素：酒精性肝硬化患者尤應補充維生素 B 群、C 等水溶性維生素。 3. 限鹽、限水：若伴有腹水、水腫等症狀，應嚴控鹽分與水分的攝取量。 4. 採流質或軟質飲食：併有食道靜脈曲張症狀的肝硬化患者，應盡量避免吃堅硬、粗糙、過熱的食物，以免造成出血，加重病情。
肝昏迷	1. 減少蛋白質的攝取：降至每日每公斤體重攝取 0.5 ～ 0.7 公克的蛋白質，並且以植物性蛋白質取代動物性蛋白質。 2. 適量的熱量：至少應維持在 1800 大卡以上。 3. 注射營養劑或灌食：陷入深度昏迷的病患，無法正常進食，須進行靜脈注射營養劑或灌食。

預防勝於治療，日常飲食保肝最重要

近年推廣的預防醫學，著重的就是一句老話：「預防勝於治療」，對於沉默肝臟的保健，確是最切實的方法，而日常飲食更是保肝之本。

吃對食物可保肝

你相信吃了某種食物就可以治好肝病嗎？如果有人這麼告訴你，你也照著天天餐餐大量給它吃了，恐怕你的肝得急救了！

肝病小常識

氨

＊氨是高蛋白飲食在代謝過程中所產生的一種有毒物質，會被送進肝臟轉變成不具毒性的尿素，若肝功能障礙，氨無法轉變成尿素，就會使血液中氨的濃度增加，若進入中樞神經，可能造成肝昏迷症狀，因此肝昏迷患者應減少蛋白質的攝取量。

什麼是保肝食物

無論是肝病還是其他疾病，都無法單靠食物就把病治好，包括前面提的飲食療法。

所謂的保肝食物，其實是藉由食用食物中的營養成分，提供肝臟所需的養分，達到維持肝臟健康、正常運作的目的，並使受損的肝臟有充足的營養，得以啟動自行修復的機制，從而療養肝病。

可以說，食物為保肝之本。

保肝食物有哪些

最好的保肝食物，就是新鮮、天然的食物。

新鮮蔬菜、水果、海藻、菇類

蔬菜、水果以及各種海藻、菇類中，富含各種維生素與礦物質，可幫助調節身體的新陳代謝，對肝細胞的構成、活化肝臟酵素、維持肝功能等都有助益。而且這些食物所富含的膳食纖維，有助於預防或改善便秘，可避免增加肝臟負擔。

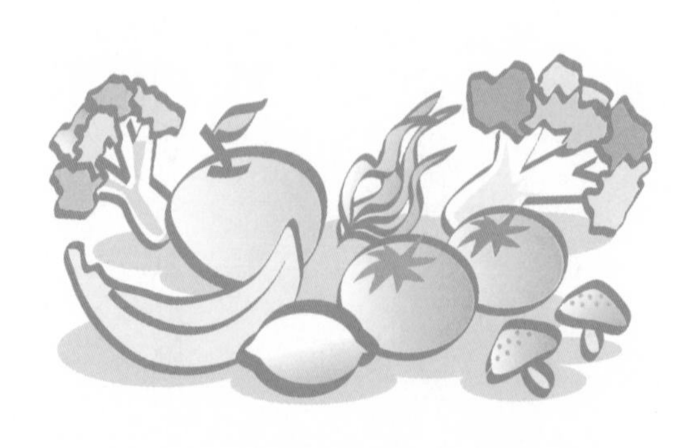

米飯、麵食

做為主餐的米飯、麵食類，主要提供人體醣類與蛋白質，是非常重要的熱量來源，尤其肝病患者容易因食慾不振，飲食減少，造成營養不良、熱量不足，進而分解對肝臟修復再生非常重要的蛋白質，所以米飯、麵食也是保肝飲食所必須。

奶、豆、蛋、魚、肉類

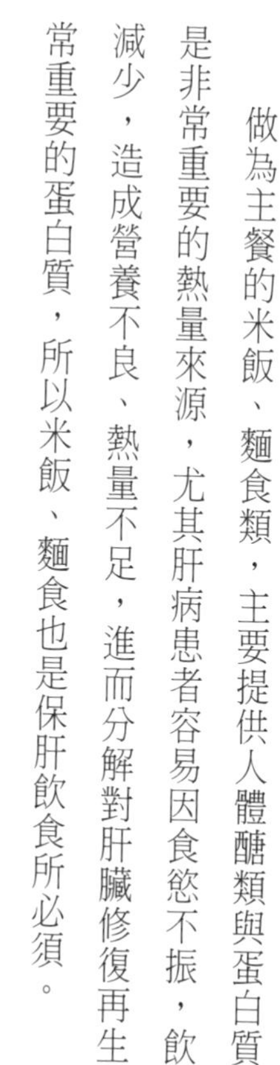

奶、豆、蛋、魚、肉類是蛋白質最重要且優質的來源。蛋白質是修補與構成肝細胞的主要成分，過去肝病患者採用低蛋白飲食，反而對肝病有害，現在除了肝昏迷病患須限制蛋白質的攝取之外，一般肝病患者宜採優質且充足的蛋白質飲食。

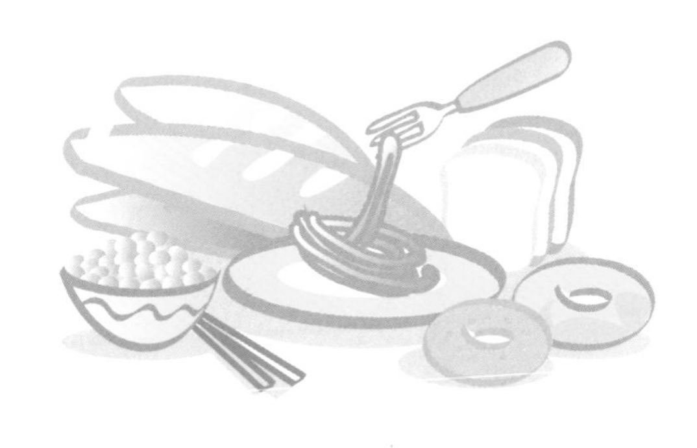

烹調用油、堅果類

油脂類食物是脂肪的主要來源，提供人體機能所需的熱量，以植物油、麻油、乳酪、奶油、全脂奶粉較易消化，建議選食。此外，堅果類除了脂肪，還富含維生素B群，是肝病患者容易攝取不足的營養素。

保肝食物怎麼吃

對的食物還須搭配對的方法食用，才能將保肝食物的效力充分發揮。

均衡飲食

最佳的保肝飲食方式，就是飲食均衡、不偏食，因為每一種食物中所含的營養成分不盡相同，食物的來源應多元，才能攝取到各種營養素。任何一種食物再好，也不可長期過量偏食，以免保肝不成反傷肝喔！

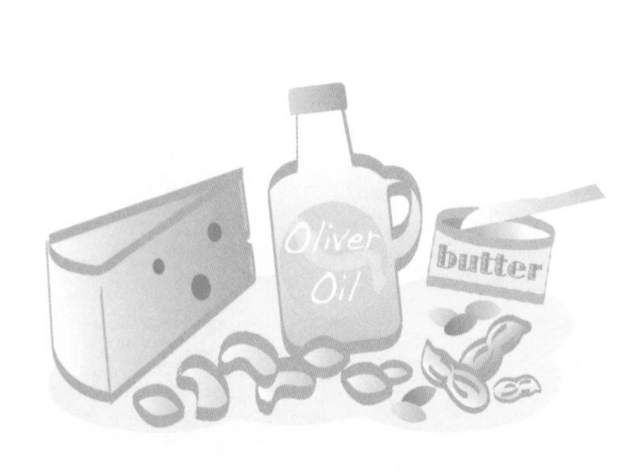

✦選食當季、當地食物

當季的食物，因值盛產期，使用的化學肥料、農藥等較少，營養素最豐富；當地的食物，少了為延長保存期限而放的防腐添加物，均可避免增加肝臟代謝、解毒的負擔。

✦新鮮、天然、少烹調

新鮮、天然的食物最能保有其中富含的營養素，若過度烹調，容易造成營養素的流失，而添加過多的調味料也會額外增加肝臟的負擔喔。

吃錯食物會傷肝

吃對食物可保肝，吃錯食物可就傷肝囉！下面來看看這些食物究竟怎麼對肝臟造成傷害呢？

✦油炸物錯在哪

經過油炸的食物，含有大量油脂，較不利消化、吸收，多吃本來就容易引起吸收不良導致脂肪瀉，對於肝臟代謝功能不佳的人，更易囤積過多脂肪在肝臟，從而引發或加重脂肪肝。

若油炸物使用反覆煎炸的食用油炸製，會使食物成為致癌物，大大提高肝病患者發展成肝癌的機率。

辛辣刺激食物錯在哪

辛辣刺激性的食物由腸道吸收，經由血液運送至肝臟，會對肝細胞造成刺激，而肝病患者對各種刺激的耐受性降低，有礙肝臟的復原。

罐頭食品錯在哪

罐頭食品為了延長保存期限，在其中添加的防腐劑，對肝病患者的肝臟代謝和解毒功能都是很沉重的負擔。

其實不僅罐頭食品的防腐劑，一些加工食品、醃漬或發酵食品中的添加物、化學反應產生的物質，對肝臟都是一大負擔。

海鮮錯在哪

少吃或不吃海鮮，是針對本身容易過敏的肝病患者所提，因為過敏是一種抗原、抗體反應，會導致血管、皮膚、腸胃道等發生變態反應而出現症狀，而參與變態反應的器官中也包括肝臟，所以也可能造成肝臟受損。此外，海鮮還可能因為受到污染而使肝病患者致命。

以上這些就是我們在日常飲食中不知不覺吃下腹的傷肝食物，除此之外，菸、酒、檳榔等雖不屬於食物，卻也是「入口」物，傷肝程度絕不亞於上述這些食物喔！

肝病小常識

脂肪瀉

＊脂肪進入小腸後不易被吸收，就從糞便中排出，使糞便帶有油脂，即是「脂肪瀉」。肝病患者若脂肪攝取過多，可能會出現脂肪瀉的症狀。

◆肝病患者的日常「保肝」良方

改善或減緩肝病惡化，除了從飲食上著手，日常生活中也有許多需要留意的地方，只要能做到以下的「三要」與「六不」，一般的肝病患者還是可以跟正常人一樣的生活。至於少數急性或嚴重的患者，務必遵照專科醫師的指示。

一要：適度運動

運動並無特別禁忌，只要適度就好；避免從事超過自己心肺功能所能承受的劇烈運動，以免超過患者的身體負擔。

二要：留意出血情況

特別留意身上有無出血；若有外傷出血，須以較長時間壓迫止血。此外，為了避免牙齦出血，宜使用質地柔軟的軟毛牙刷，並且勤於更換。

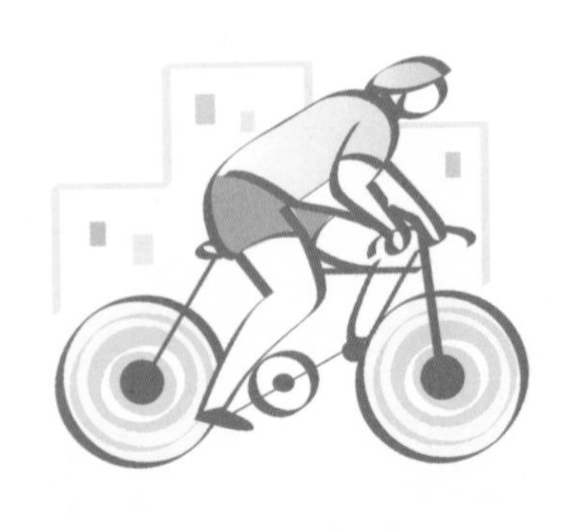

三要：定期追蹤檢查

肝病除了「及早發現、及早治療」，定期返回醫院追蹤檢查也是非常重要且必要的，有利於掌控病情發展，避免惡化或復發。

一不：不熬夜

肝病患者宜生活作息規律，盡量避免熬夜。

中醫觀點也認為，血行於子時（夜間十一點至凌晨一點）運行至膽，丑時（凌晨一點至三點）則運行至肝，這段時間若熬夜不休息，肝膽系統得不到充足的休養，對身體很傷。

至於慢性肝炎急性發作期間，不一定非得躺在床上，只要能讓身體處於休息的狀態即可。

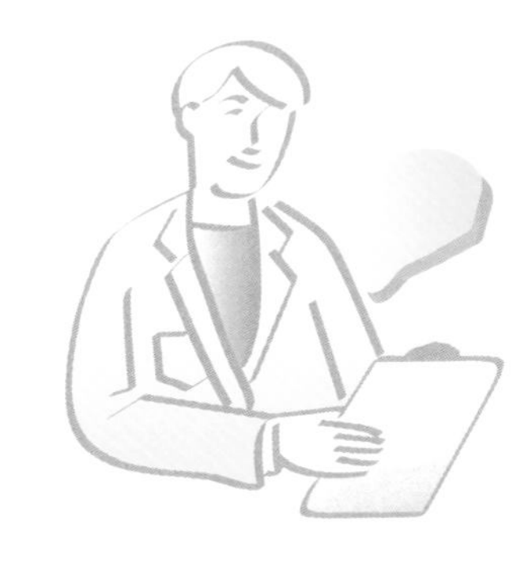

二不：不便秘

糞便無法順利排出體外，會連同體內的廢棄物、有害物質也一起長時間滯留在腸道內，部分會吸收至血液中，送回肝臟分解，增加肝臟的負擔，對肝病患者非常不利，若有毒物質進入中樞神經，會增加肝腦病變的發生率。

若有便秘困擾，應多食用高纖食物，養成每日至少排便一次的規律習慣，積極改善便秘情況。

三不：不亂補

已經受損的肝臟，最需要的就是休養生息，如需服藥，務必遵照專業醫師的指示服用藥物，肝病沒有特效藥，切忌自行亂吃保肝偏方或藥草。

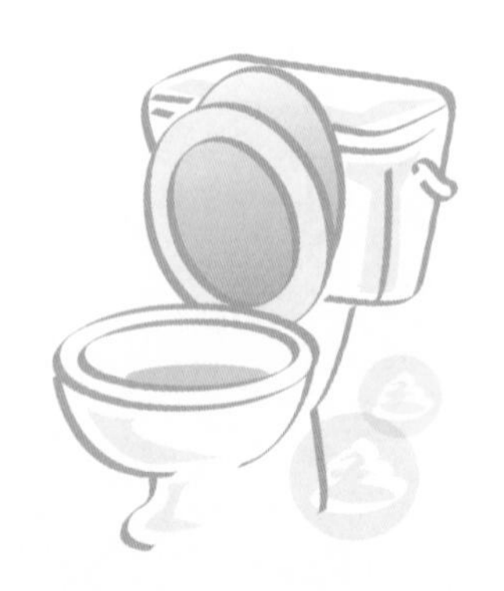

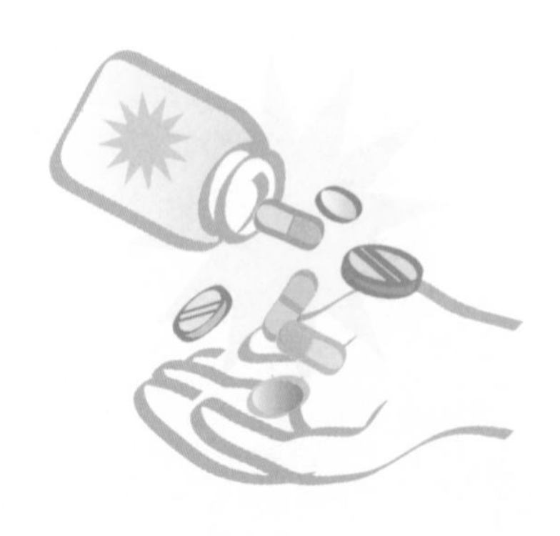

四不：不菸、不酒、不檳榔

有菸癮、酒癮、嗜吃檳榔的患者，應盡可能減量，最好能戒除。

五不：不注射毒品

與他人共用不潔的針頭注射毒品，容易經由血液接觸，感染B型、C型、D型肝炎病毒。

六不：不要複雜性關係

不嫖妓，也避免複雜的性關係。B型與C型肝炎病毒可能透過性行為的接觸傳染，若性關係複雜，與不特定多數人性交，易提高感染病毒性肝炎的機率。

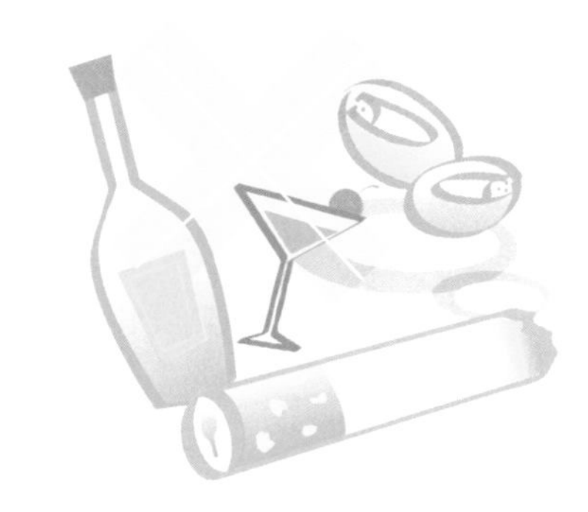

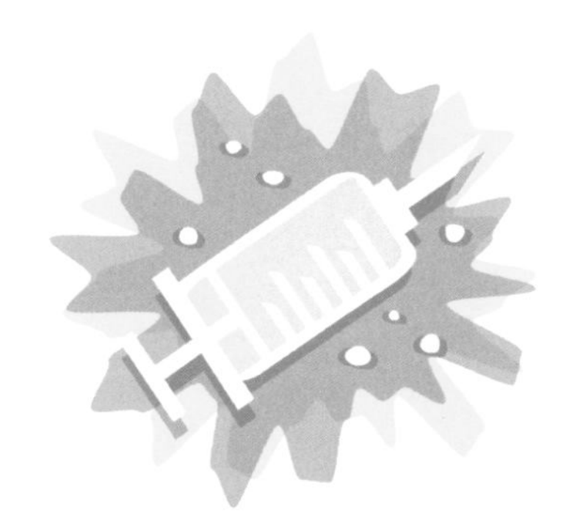

其實，上述的生活習慣，不僅是肝病患者應留意，對於肝臟正常的一般人也是日常的「保肝良方」。

◆肝病患者如何選用「保肝」產品

已有肝病的患者，如果生活作息無法得到適當的調整，而且飲食無法均衡，可以考慮使用保健產品，但是必須在營養師的指導下選購，才能對肝臟有所幫助，以下提供三種保肝產品，提供讀者參考。

麥綠素

根據古籍「本草拾遺」中的記載，麥草有消酒毒的功效，而「本草綱目」也記載：「麥苗，氣味辛、寒、無毒」，主治消酒毒、暴熱、酒疸、目黃。麥苗的鹼性為菠菜的兩倍，維生素B_1是牛奶的三十倍，有淨化血液，避免過量酒精造成神經炎的功效，而麥綠素所含的多種酵素更是肝炎患者所需，所以麥綠素對於B肝帶原、肝硬化患者，都有很好的療效。

洛神花

動物實驗發現，洛神花色素粗萃取物及其成份原兒茶酸（PCA）有抑制氧化性傷害並減少肝損傷作用。實驗中先誘發大白鼠之肝細胞損傷，然後透過病理切片觀察，發現對照組之肝組織明顯有壞死及肝病變現象，而有餵食洛神花色素粗萃取物之大白鼠則沒有肝損傷的情形，顯示洛神花有保護肝臟的功能。

薑黃

薑黃則為薑科多年生草本植物，為咖哩粉的辛香佐料，也是國人常用的食材之一，薑黃可以加速血液循環、消散瘀血、利膽退黃等功效，其主要成分薑黃素，經動物實驗証實有抗氧化、抗發炎、抗癌及保肝等功效。

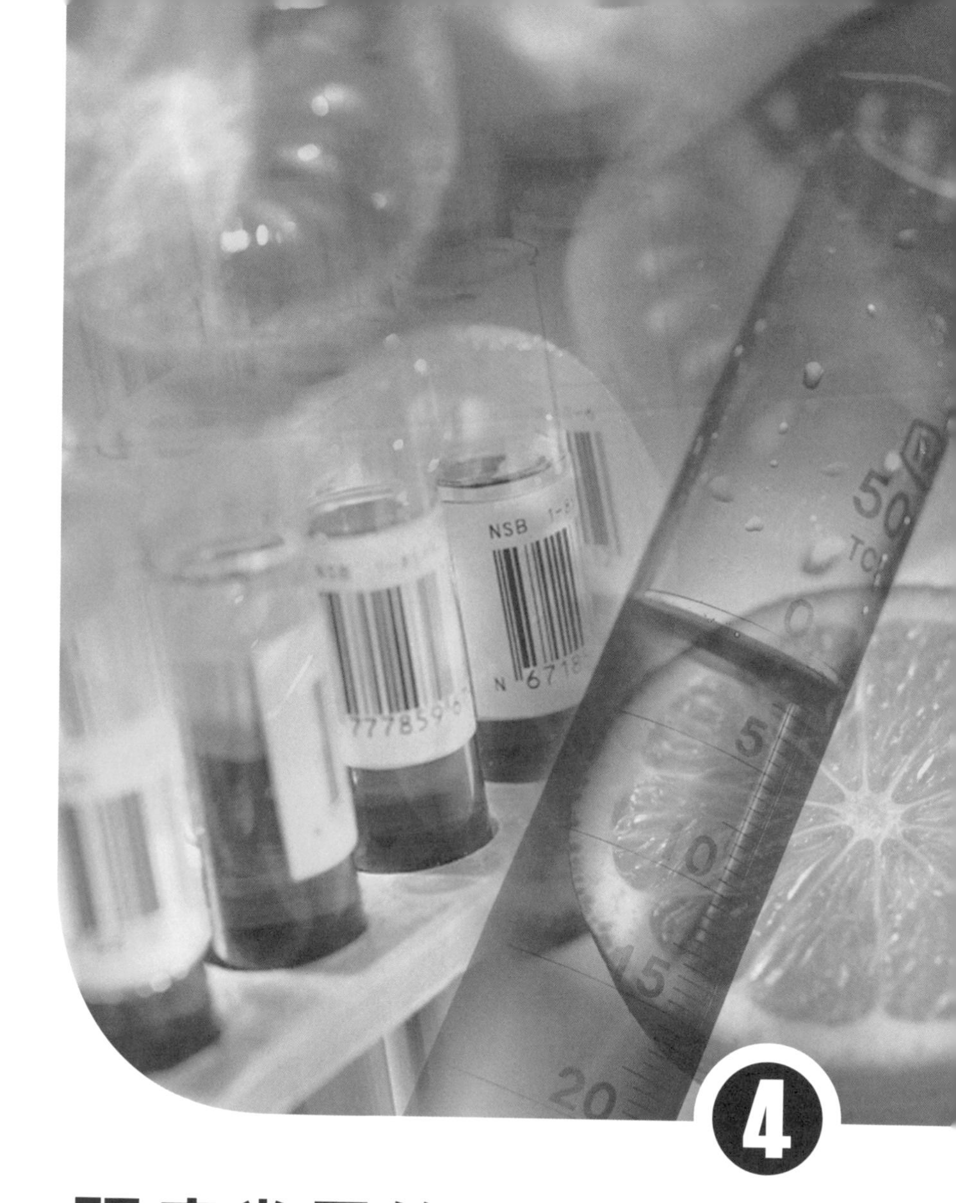

4

CHAPTER

肝病常見的
101 個關鍵問題

◆保肝，從徹底認識肝病開始

Q1 瘦的人也會得脂肪肝嗎？

雖然造成脂肪肝最多的原因是肥胖，或與食用過多高熱量、高油脂的食物，使血液中的膽固醇或三酸甘油酯過多所導致，但是仍有些人瘦瘦的，飲食習慣偏清淡、少肉多蔬菜，卻依然罹患脂肪肝，這可能是新陳代謝異常所造成，或者本身是肝炎患者症狀發作、糖尿病患者的併發症，甚至酗酒也可能使脂肪囤積在肝細胞，因而形成脂肪肝。

所以，別以為脂肪肝是肥胖者的專利，而放心大吃大喝，盡情享用高熱量飲食或酗酒，否則，小心脂肪肝找上你喔。

Q2 急性肝炎和慢性肝炎有什麼不同？

所謂「急性」肝炎，顧名思義是指症狀發作厲害，病情來匆匆去匆匆的肝炎，這時因為病毒積極活動，傷害肝細胞，肝臟因此啟動免疫系統作戰，而有急性症狀發作；而急性肝炎的異常症狀持續超過六個月，便稱為「慢性」肝炎。

急性肝炎會出現疲倦、食慾不振、噁心、嘔吐、發燒、黃疸等症狀，症狀明顯；而慢性肝炎六〇%至七〇%沒有症狀，若有，也較輕微。

慢性肝炎病情起起伏伏，通常沒有立即性的危險，又可分為偶爾復發、不會惡化成肝硬化的「慢性持續肝炎」，以及對肝造成進行性破壞，可能導致肝硬化的「慢性活動性肝炎」；至於急性肝炎，卻有可能發展成猛爆性肝炎、急性肝衰竭，而危及生命。

抽菸為什麼會傷肝？

我們都知道菸的主要成分是尼古丁，除此之外還有多達二百種的有害物質，其中超過二十種有致癌的毒性，這些毒害物質進入人體後，會隨著血液循環進入肝臟，進行解毒工程，造成肝臟的負擔，若菸癮過大，更會使肝臟疲於解毒，超過負荷。

此外，尼古丁會刺激交感神經，促使末梢血管劇烈收縮，導致全身血液循環不良，同時我們也知道全身有1/4的血液流入肝臟，由這兩方面看來，尼古丁勢必對肝臟造成影響。目前醫學研究也證實，有抽菸、喝酒習慣的人，比一般人更容易罹患肝硬化。

Q4 不抽菸、不喝酒、不嚼檳榔，為什麼還會得肝病？

許多醫學研究發現，菸、酒和檳榔的確會對肝臟造成損害，大大增高罹患肝病的風險，像有嚼檳榔習慣的人比不曾嚼檳榔的人，罹患肝癌、肝硬化的機率高出四點二五倍；B型肝炎帶原者若有抽菸、喝酒習慣，罹患肝癌的風險，比不菸、不酒的帶原者高出四、五倍。

但是導致肝臟疾病的原因很多，不只是菸、酒與檳榔，例如國人喜歡有事沒事補補身、自行買藥服用、肝炎病毒、新陳代謝異常、肥胖等，都是可能引發肝病的原因。

Q5 酒量愈好，表示肝功能愈好？

一般人常以為酒量好的人，肝功能的狀態也愈好，其實這不完全正確。我們都知道酒精進入人體後，會被送至肝臟進行分解代謝工程，而使這項工程得以進行運作，主要關鍵在於肝細胞中的酒精分解酵素，酒精分解酵素愈多，解酒能力愈強，所謂的酒量也愈好。

但是，再好的酒量，再多的酒精分解酵素，仍有它的極限，若仗恃酒量好而拚酒猛灌，超過肝臟的負荷，使肝細胞處於拚命分解處理酒精的沉重壓力，易使肝細胞受損而導致酒精性肝炎、肝硬化等。

Q6 肝病會不會遺傳？

確實有些家族成員罹患肝硬化、肝癌等肝臟疾病的機率高於一般人。比如肝癌，據研究調查發現，有肝癌家族史的這些家族成員大多是B型肝炎患者或帶原者，本來罹患肝癌的機率就比沒有肝癌家族史的一般人高。

但是，造成肝病高罹患率的原因，究竟是因為遺傳因素，還是共同生活的環境所影響，目前的研究尚未能確定。

至於B型肝炎，其中一種傳染途徑為母子垂直傳染，是帶原者的母親在生產時將B型肝炎傳染給新生嬰兒，雖然不是遺傳，卻也經由此途徑一代傳給一代。

Q7 接吻會不會感染B型肝炎？

B型肝炎病毒會經由體液或血液傳染，而醫學研究也發現，唾液中確實含有B型肝炎病毒，這個訊息的確很嚇人。

好消息是經由接吻而感染B型肝炎的機率非常非常小，這是因為存在於唾液中的B型肝炎病毒濃度非常低，所以不須顧忌B型肝炎病毒而不敢接吻。

不過要注意的是，若對方體內有B型肝炎病毒，而你又正巧口腔內有傷口，或者熱情過火吻到破皮，而你又沒有抗體，就要小心接吻時，經由傷口的黏膜或皮膚接觸，感染到B型肝炎；若雙方都是患者或帶原者，就不必擔心這個問題了。

Q8 「做愛做的事」會不會被傳染肝病？

性行為的確是成人間傳染B型肝炎的最主要途徑，尤其激烈性愛容易破皮或咬傷，透過傷口的接觸，會大大提高病毒的感染率。

所以務必要確認自己體內是否有抗體，若非帶原也無抗體，得儘快注射疫苗，產生抗體，以免被傳染。另外再加上保險套，多少還是可以多一重的保障。

Q9 孕婦罹患肝病，胎兒有沒有危險？

孕婦罹患肝病，如果是輕微的慢性肝炎，不妨礙懷孕生產；如果肝臟受損，肝功能不能正常運作，無法正常製造凝血物質，容易出血，可能會造成死胎，尤其是肝硬化，易發生食道靜脈瘤破裂；若出現黃疸症狀，血中膽酸增加，會刺激子宮使之收縮，可能發生早產或流產的危險。

Q10 患有B型肝炎，適合懷孕生子嗎？

在台灣B型肝炎之所以如此「普及」，主要是因為母子垂直傳染的途徑，會經由胎盤或產道傳染，其中以產道分娩傳染性最大，因為母體產道中充滿羊水、血液、分泌物等，會在生產時透過這些體液或血液傳染給新生嬰兒。

母親是B型肝炎帶原者或患者，新生兒必須施打B型肝炎疫苗，若母親為e抗原陽性，新生兒還須在出生後二十四小時內加打B型肝炎免疫球蛋白，此舉可大幅降低新生兒因此途徑感染B型肝炎的機率。

所以，在生產時選擇剖腹生產，產後及時給新生嬰兒施打B型肝炎疫苗與B型肝炎免疫球蛋白，B型肝炎患者或帶原者的女性一樣可以放心懷孕生子。

Q11 母親是B肝帶原者，可以餵嬰兒母奶嗎？

大家都知道嬰兒餵食母奶的好處，但身為B型肝炎帶原者的母親，卻顧忌因此將B型肝炎病毒傳染給心愛的小寶貝。

其實，B型肝炎病毒存在母奶中的濃度極低，經由餵食母奶而傳染B型肝炎的機率不大，而且，目前新生嬰兒都須施打B型肝炎疫苗等，更降低了因此途徑傳染小寶貝的可能性。所以，身為B肝帶原者的母親，還是可以餵食心愛小寶貝母奶。

Q12 為什麼產婦坐完月子容易罹患脂肪肝？

產後坐月子，是為了讓生產時耗費極大體力、身體虛弱的產婦得到一段時間，能夠好好調養身體，補充營養，恢復體力，但若補過了頭，可能反而讓身體吃不消，提高脂肪肝的發生率。

想一想，三十至四十天的月子期間，天天餐餐吃麻油雞、麻油豬肝、麻油杜仲腰花、麻油油飯等高油脂、高熱量食物，當然容易使大量脂肪囤積在肝臟；而坐月子更少不了米酒，若產婦肝不好，會提高酒精性脂肪肝的發生率；加上過去認為要躺在床上休養、不能運動，在在都促使脂肪肝的發生。

其實坐月子要用對方法，無論什麼補法都應適當、適量，並非補愈多愈好。

Q13 生活作息不正常會引發肝病？

我們時常聽到人家說生活作息不正常，肝會不好，甚至還有人說會得肝病，其實肝病大多是由外來病毒感染引起的，有些人則是因為高脂肪、高熱量飲食引發脂肪肝，或是酗酒、罹患慢性疾病而長期服藥，引發肝中毒。

至於熬夜、日夜顛倒的生活作息，並不會引發肝病，但是確實會造成肝臟無法得到適度的休息，增加負擔，從而影響肝功能。因此，生活作息不正常雖然不會引發肝病，但為了肝臟健康著想，還是要調整生活正常作息。

14 肝癌重男輕女，跟男性荷爾蒙濃度有關？

無論肝癌還是其他慢性肝病、肝硬化，根據歷年來行政院衛生署的公布看來，都有「重男輕女」的傾向，除了生活習慣、工作壓力等「傳統因素」之外，台大流行病學研究所近來發現，若男性荷爾蒙濃度較高、荷爾蒙受體基因變異，也就是肝細胞上的受體偏向合成男性荷爾蒙，都會增高罹患肝癌或肝硬化等肝臟疾病的機率。

所以，男性已經「先天」條件不利，若再加上「後天」的不良生活習慣，難怪肝病偏愛找上門！

病例

小楊是個 B 型肝炎帶原者，平日起居生活絲毫不敢大意，絕不抽菸、喝酒、嚼檳榔，生活作息規律正常，不熬夜，一直小心翼翼防範肝病發作，誰知一回修理家電用品割傷手指，血流不止，趕緊到醫院打破傷風預防針，並服用消炎止痛藥，幾天後罹患感冒，又就醫拿了感冒藥服用，隔天竟然又閃到腰，想說只是小事，就近在隔壁的西藥房向藥劑師拿藥，這些藥吃一吃，就此引爆了猛爆性肝炎。一度病情相當危及，經過將近一個月的搶救，才救回一條命。

15 猛爆性肝炎會不會有生命危險？

「猛爆性」肝炎名稱看起來很嚇人，它的確也是各種肝病中，危險性相當高的一種，約有八〇%會在發病後六個禮拜內死亡。

各種肝炎病毒的感染、藥物、毒物、新陳代謝異常性肝病等諸多原因，都可能引發猛爆性肝炎，其中以慢性B型肝炎急性發作、藥物中毒為台灣最常見的致病原因，這個案例就是非常典型的例子，不但本身是B型肝炎帶原者，又因「機緣巧合」大量服用藥物造成藥物中毒，引爆了猛爆性肝炎發作。

每年台灣有多達數百人猛爆性肝炎發作，過去的病患大多難逃死亡的命運，不過即使以當前醫學的進步，死亡率仍相當高，救治預後不佳，即使進行最後一步的救治方法——肝臟移植，也未必得救。

16 肝昏迷是不是會一直昏睡？

雖然名為「肝昏迷」，此症卻非一直處於昏睡狀態。

事實上肝昏迷分四個階段，一開始的症狀是意識混亂，言語不清，異常興奮，比平日多話，一些精細動作無法完成，甚至可能與平日的性格不同；第二階段會出現全身不停的顫動、語言表達能力比第一階段更差，進入嗜睡期；第三階段進入半昏迷狀態，雖然長時間處於睡眠狀態，但還能夠喚醒；第四階段則陷入重度昏迷，失去知覺、意識，喚不醒，到此階段病情非常危急，可能因腦水腫而死亡。

17 為什麼有黃疸症，醫師卻說不是肝病？

眼白黃黃、臉色或皮膚黃黃的黃疸症，只是肝病重要的症狀之一，有黃疸未必是肝病，肝病未必出現黃疸，台灣四十歲以上的成年人約有九〇％以上的人都曾感染過B型肝炎，卻沒有幾人出現黃疸症狀，所以不能以黃疸作為有無肝病的判斷依據。

雖然黃疸大部分是肝臟疾病所引起，但少部分是由膽道或胰臟、溶血性方面的疾病引起的，此外，少數敗血症、肺癌、傷寒等也可能伴有黃疸症狀。

Q18 過勞會造成肝病？

統計發現，約有九〇％因疲勞而就醫的人，都和肝病沒有關係。我們常說「積勞成疾」，往往都將過勞與肝病連上等號，身體持續的工作、活動，沒有適度的休息，負責人體代謝、解毒、免疫、貯血……等諸多功能的肝臟當然也不得休息，得持續運作才能維持身體活動，所以過勞，當然會增加肝臟的負擔，但是不會直接造成肝臟疾病。

倒是過勞，可能使人疏忽肝臟的定期檢查，而錯過肝病及早發現、及早治療的最佳時機，不可不留意。

至於「過」度疲「勞」的感覺，是身體發出的一種警訊，可能是身體某個部位吃不消或出問題了，肝病、肺病、心臟病、腎臟病、腸胃炎、感冒、癌症、內分泌問題或精神方面的疾病等，都可能產生疲倦的感覺，若不放心，最好找醫師診斷。

Q19 男性飲酒較女性易發生酒精性肝病？

雖然罹患肝病或死於肝病的人數，男性高於女性，但是男性與女性喝同樣多的酒，卻是女性比男性更容易得到酒精性肝病，這跟先天的體質有關。

❶由於女性的體型通常比男性小，而體內水分較少、脂肪卻比較多，喝下相同的酒量，血中的酒精濃度比較高。

❷女性受到經期影響，荷爾蒙波動，對酒精的分解與吸收力，不同於男性。所以，同樣過量飲酒，在短時間發生酒精性脂肪肝、肝炎或肝硬化等的機率，是女高於男，女性千萬別以為自己比男性更具痛快飲酒的先天優勢喔。

20 得了一種肝病，就不會得其他肝病？

有些人以為自己得了一種肝病，身體產生了「抗體」，就會對其他肝病通通「免疫」，這可是大大的誤解。

我們都知道肝病的種類很多，如病毒性的A、B、C、D、E型肝炎，以及酒精性肝炎、藥物性肝炎、脂肪肝、肝硬化、肝癌等，其中部分肝病是循序漸進、逐漸發展的病程，如由肝炎→肝硬化→肝癌；有些則是不同病因引發的肝病，如病毒性、酒精性、藥物性肝病。

正因為肝病的致病原因不僅只一種，若不好好保護肝臟，即使得了B型肝炎，加上酗酒習慣，照樣會得酒精性肝病，甚至可能雙重病因齊發，加速病程的邁進，「有助於」快速滑向肝病的終極——肝癌喔！

21 只要罹患肝硬化，最後都會變成肝癌？

依照病程發展，肝硬化是會「進展」到肝癌，但是肝硬化未必最後都會變成肝癌，只要確實接受專科醫師的適當治療，日常生活調養得當、避開造成病情惡化的原因，是可以讓肝硬化踩煞車，避免肝癌的發生。不過，由B型肝炎發展而成的肝硬化，會比其他原因導致的肝硬化容易罹患肝癌。

雖然肝硬化未必會「進展」成肝癌，但是發生肝癌的機率確實高出一般人許多，所以肝硬化患者除了適當的治療與調養之外，別忘了定期檢查喔。

22 幼兒得肝炎是不是容易死亡？

在六個月以下的小嬰兒若罹患肝炎，死亡機率相當高，剛開始往往出現體溫高熱、煩躁、重度黃疸、抽搐、出血、肝臭等症狀，發病二天左右陷入昏迷，約四天後死亡，所以小嬰兒得肝炎往往病情嚴重、危急。

年紀稍大的兒童若發生肝炎，病情較輕，未必會出現黃疸等症狀，較不易察覺，所以在進入托兒所、幼兒園時，最好能做健康檢查，若罹患肝炎，應從飲食營養與休息兩方面進行日常的調養。

23 常有口臭，表示肝臟不好？

嚴重的肝功能衰竭病患常會散發一種稱為「肝臭」的臭味，往往是即將發生肝昏迷的徵兆，這種臭味其實並非從口中發出，而是由呼氣中傳出來的。

所以「某人有口臭，可能肝臟有問題」這種說法，其實是一種誤解。這種由呼氣中發出來的「肝臭」，即使病患進入肝昏迷狀態，仍會持續散發，甚至會使房內瀰漫著這種臭味。

至於中醫有所謂的肝火旺，會出現口臭、口苦等症狀，很多人都誤以為這表示肝臟功能不好，其實是混淆了中醫與西醫的觀點，中醫所稱的「肝」系統，並非西醫所指的肝臟器官，這些口臭、口苦等症狀在西醫來說，可能是自律神經失調或生活作息不正常的問題，可別弄混囉。

24 中醫說的「肝火旺」，就是肝臟出問題了？

前面也稍稍提到中醫所說的「肝」與西醫所說的「肝」，並不相同。中醫所說的肝，主要功能在於藏血與疏泄，包含西醫所稱的肝臟、血液、眼睛、內分泌、神經、精神等系統的部分功能，與西醫單指的肝臟器官大不相同。

中醫說的肝火旺，可能出現口臭、口苦、便秘、小便黃、臉色脹紅、頭痛、長青春痘等，甚至還會有四肢抽搐、眼斜上吊等症狀，在西醫來說，其實是歸於神經系統方面的問題。

25 臉上長出肝斑，表示肝出問題了？

不少人認為，臉頰或前額上長出顏色較深的肝斑，是肝臟出了

病例

老王最近經常感到疲倦無力、口乾舌燥、肩膀僵硬，原先擔心得了肝病，趕緊到醫院檢查，西醫師看了健檢報告，表示肝臟完全正常，反倒是有自律神經失調的問題。為了保險起見，老王又跑去給中醫師把脈，中醫師告訴他是「肝火旺」。

問題。其實所謂的「肝斑」，是一種黑色素——麥拉寧色素的作用，造成局部色素沉著的現象，而導致麥拉寧色素沉著的原因，主要與老化、懷孕、人體內分泌失調，以及受到陽光過度曝晒有關，與肝臟功能好不好沒有關係。

體內麥拉寧色素活躍的人，通常比較容易產生「肝斑」，而膚色黑的人比膚色白皙的人更容易有「肝斑」，只是因為膚色的關係，看起來不像皮膚白皙的人那麼明顯，所以常被誤以為皮膚黑的人不易長肝斑。

26 肝臟疾病有哪些？

除了前面一再提起、大家所熟知的脂肪肝、A型肝炎、B型肝炎、C型肝炎、D型肝炎、E型肝炎、酒精性肝炎、藥物或毒物性肝炎、新陳代謝性肝病、肝硬化、肝癌等，另外還有與肝臟相關的疾病還有肝囊腫、肝血管瘤、肝的局部脂肪病變、肝的局部無脂肪區等。

肝囊腫，也就是俗稱的的肝水泡，有單純性囊腫，以及會遺傳的多發性囊腫。

肝血管瘤，即為肝臟內血管不正常增生，形成像腫瘤的外觀，是相當常見的良性肝腫瘤。

肝的局部脂肪病變，是小部分的肝臟發生脂肪肝，外觀看來像一團白影腫瘤，它的大小與位置都會變動，所以每次做超音波檢查，往往都會得到不同的檢查結果。

27 出現肝囊腫，會有危險嗎？

肝囊腫是肝臟內的一種腫瘤，與惡性的肝癌不同，它屬於良性腫瘤，內部充滿液體，外表圍著一層表皮細胞，很像水泡的形狀，所以又稱「肝水泡」。

對於肝臟為什麼會長水泡，目前尚未有確切答案，只知可能是先天性或外傷造成的，大部分的肝囊腫屬於單純性，只有少部分屬於遺傳性的多發性肝囊腫，後者可能隨年紀漸增，使得囊腫變大、變多，若過大過多，才可能出現腹脹、腹痛、噁心、嘔吐等症狀。

但可以確定的是，肝囊腫通常對身體無害，只要每年定期檢查，不需過於擔心。

28 由肝硬化併發的食道靜脈瘤為什麼會吐血？

在知道為什麼會吐血之前，得先認識食道靜脈瘤是怎麼造成的。

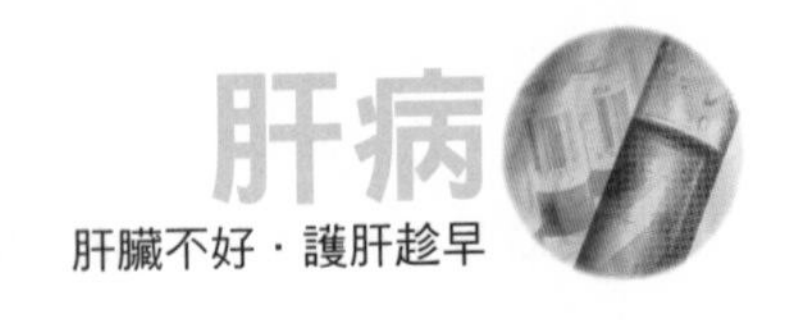

肝硬化會影響血液的流動，使肝門靜脈壓升高，原來應該流入肝臟的血液被迫回流，因此回堵到食道的靜脈，造成食道靜脈曲張，而腫脹成外觀如腫瘤的形狀。

食道靜脈瘤不需要特別的誘因就會導致破裂，一旦破裂，就會造成大量出血，從口中吐出的鮮血往往是一大碗公甚至是大臉盆的吐血量，若不緊急處理，恐怕失血過多而死。

◆落實預防與健檢，不做肝苦人

29 肝病到底該看哪一科？

到大型或綜合醫院掛號時，肝臟或肝病並沒有獨立一科，所以肝臟疾病患者往往如入迷魂陣，不知到底該掛哪一科。

病例

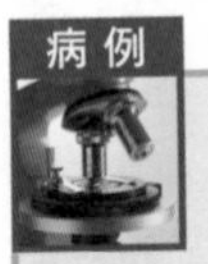

洪教授最近忙著準備發表數篇國內外論文，聽說六味地黃丸可增強腦力，連續服用二個禮拜，突然出現大吐血，經緊急搶救仍宣告不治。

其實大吐血並非服用六味地黃丸引起的，而是肝病併發食道靜脈瘤破裂出血而造成的，送醫急救時患者並不知自己患有肝病，急救時發現凝血時間長達四十、五十秒，遠慢於正常的十二秒，最後因出血太快造成搶救失敗。

有些醫院很明顯，有個「腸胃肝膽科」，若是沒看到科別名稱有個「肝」字怎麼辦？在西醫來說，肝臟屬於消化系統，所以有些醫院是將肝臟疾病歸入「消化科」或「腸胃科」的範圍。

當然，我們都不希望肝臟生病，但萬一出了問題，事先搞懂醫院的分科方式，可節省在各科轉來轉去的時間，以免貽誤病情。

Q30 要知道是否罹患肝炎，需做哪些檢查？

要知道是否罹患了肝炎，可以做以下幾項檢查：

1. GOT、GPT肝功能檢查。
2. 各種肝炎檢查，尤其是在台灣地區盛行的B型肝炎與C型肝炎務必檢查。
3. 被視為酒精性肝功能障礙指標的γ-GT。
4. 抽血檢查，如白蛋白、球蛋白，以及白蛋白／球蛋白比（A／G）等。
5. α-胎兒蛋白。
6. 腹部超音波檢查。

31 要知道是否罹患肝硬化，需做哪些檢查？

要知道自己是否罹患肝硬化，應做以下幾項檢查：

❶ GOT、GPT肝功能檢查。

❷ 各項血液檢查，如白蛋白、球蛋白、膽紅素、凝血時間等。

❸ 腹部超音波檢查，檢查前須禁食八小時。

❹ 肝切片，是最能確認是否罹患肝硬化的方法。

❺ 還可附加胃鏡檢查，確認是否食道或胃部有靜脈曲張的併發症。

32 做哪些檢查可確認是否得肝癌？

要確認自己是否罹患肝癌，得做以下幾項檢查：

❶ 腹部超音波檢查，檢查前至少八小時內須禁食，對小於三公分的小型肝癌也能有效診出，是目前最佳也最普遍的檢查方式。

❷ 電腦斷層掃描。

3 核磁共振掃描。
4 肝切片。
5 α-胎兒蛋白。
6 肝功能檢查。

33 做肝切片檢查，肝臟會不會因此破個洞？

肝切片又稱為肝穿刺，光看這個名稱就讓許多人心生畏懼，這種檢查是利用細針抽出一點肝細胞或組織，且多在超音波的監控下進行，從進針到完成切片，大約僅須幾秒鐘的時間，而且肝臟具有再生、修復的能力，只要休養個幾天，連同身體表面的小小針孔，都會自行癒合，是非常安全的一種檢查。

除了可能會出現局部疼痛外，僅有極低的機率會併發腹腔內出血。

不過，要特別留意的是，若病患有神智不清無法配合、出現大量腹水、凝血機能不良或服用抗凝血劑、血小板抑制劑等情況，並不適合做肝切片檢查。

Q34 除了健檢，還可怎樣從身體狀況得知肝臟出問題？

有做肝臟定期檢查的習慣，當然有助於肝病的及早發現、及早治療，除此之外，平日是否還可以透過哪些身體跡象，更及時的察覺肝臟問題，是很多人想知道的。

肝病大多是沒有症狀的，有症狀往往病情已經很嚴重了，但如果仔細留意，身體還是會發出警訊的（如下表），若身體

身體警訊	可能的肝臟問題
身體持續感到非常疲勞 經常感到全身無力軟趴趴 沒有食慾	脂肪肝等輕微肝臟問題或肝病初期
眼白呈黃色 看到或聞到一些食物就想吐 從右上腹部到右背之間有時會有疼痛感，甚至還有沉重的壓迫感 小便呈紅褐色或暗紅色 全身無故發癢	慢性肝炎、急性肝炎
體重持續下降 牙齦容易出血 膚色變暗沉 男性出現女乳症，胸部凸起處有些微痛感 腹部腫大，卻無疼痛感 性慾降低，男性出現陽痿 手腳容易淤青 腿部浮腫，按壓後不易恢復	肝硬化
鼻尖呈紅色 手掌呈紅色 腹部凸腫	慢性肝炎或肝硬化

出現以上症狀，須儘快就醫檢查，確認是否為肝病。

35 如何預防A型肝炎？

除了注射疫苗來預防A型肝炎之外，更要飲食與飲水的衛生，因為A型肝炎會透過口腔傳染，小心「病從口入」。

平日務必養成飯前、便後與烹調食物之前先洗手的衛生習慣，食物與餐具必須充分清洗乾淨，不喝生水，不吃生食，尤其海鮮、水產類食物容易受A型肝炎病毒感染、一定要充分煮熟才吃，不到環境衛生不佳的餐廳用餐，避免供水管線或貯水槽緊鄰糞便排放管。

36 怎樣可以避免感染B型肝炎？

避免感染B型肝炎最好的辦法，就是剛出生時施打B型肝炎疫苗，若不確定是否曾接種疫苗，可驗血確認，若未感染B型肝炎病毒也無抗體的人，應盡快追打。

此外，不和別人共同使用牙刷、刮鬍刀等私人用品，也避免採用未經消毒處理的儀器工具穿耳洞、紋眉或紋身，避免不正常的性行為，不與別人共用針頭，避免不必要的打針或輸血，若確定自己為B型肝炎帶原者，不可捐血，以免使別人受到感染。

若是孕婦，又同時是e抗原呈陽性反應的B型肝炎帶原者，新生嬰兒必須在出生後二十四小時內施打B型肝炎免疫球蛋白，再按時依序接受三劑B型肝炎疫苗。

37 怎樣預防C型肝炎？

由於C型肝炎與B型肝炎同樣都會經由體液、血液感染，所以預防的方法也大致相同：不與別人共用牙刷、刮鬍刀等私人用品或針頭，避免不必要的打針或輸血，避免用未經消毒處理的工具或儀器穿耳洞、紋眉或紋身，若確定自己感染了C型肝炎病毒，不可捐血，以免傳染給別人。

至於C型肝炎疫苗，目前尚無可施打，這是因為C型肝炎病毒會不斷的突變，不易針對單一病毒研發疫苗；此外，C型肝炎病毒在體液中的濃度很低，不易經由性行為而感染。

Q38 如何可避免得D型肝炎？

由於D型肝炎病毒只會傳染B型肝炎患者，所以要避免得D型肝炎，首先應預防B型肝炎。

若本身已是B型肝炎患者，應盡力避免使用共同針頭或牙刷、刮鬍刀等私人用品，並且最好保持單一性伴侶，避免複雜性關係，降低罹患D型肝炎的機率。

Q39 怎樣預防E型肝炎？

E型肝炎與A型肝炎的傳染途徑相同，都是經由口腔傳染的，所以務必要慎防入口的飲食與飲水衛生：

1. 避免生食、生飲。
2. 不吃被蒼蠅沾過的食物。
3. 不到衛生環境不佳的地方用餐。
4. 避免飲用緊鄰化糞池附近所供應的水源。
5. 飯前、便後都將手洗淨。

由於E型肝炎至今尚未有疫苗可供注射預防，所幸在台灣並非流行地區，個人前往E型肝炎流行地區工作或旅遊時，只能格外留意，徹底做到上述幾點，以免受到感染。

40 怎樣可以避免脂肪肝？

在台灣地區，脂肪肝有很高的比例是由肥胖所造成的，長期服用藥物使毒性累積在肝臟、長期飲酒過量等，也會形成脂肪肝。若是前者，應從若非必要，不吃藥打針，並清楚自己服用的藥物以及可能的副作用等來預防；後者則須適量飲酒。此外，高血脂患者須控制脂肪類飲食，糖尿病患者也須嚴控飲食，並尋求營養師的幫助。

41 如何預防肝硬化？

幾乎所有的慢性肝病都可能導致肝硬化，由於發展至肝硬化的病情無法逆轉、回復，也無法治癒，所以預防肝病「進展」至肝硬化，顯得非常重要。

要避免肝病惡化成肝硬化，排除致病原因是最直接且最首要的辦法，例如酒精性肝炎患者應立刻戒酒，再加上適當的日常作息與飲食調養。

若是B型肝炎或C型肝炎患者，最重要的就是控制肝炎病情，因為在台灣地區，B肝與C肝是導致肝硬化的最主要兇手，若控制得當，可大大降低發展成肝硬化的機率。

42 如何避免得肝癌？

肝癌可說是各種肝病的最終站，肝病患者病情惡化發展成肝癌的機率，確實遠高於一般人得肝癌的機率，所以應及早治療、控制肝病。而更佳的預防方式，是從預防各種肝病做起，從根本上杜絕肝病惡化成肝癌的可能。

平日多吃新鮮蔬菜、水果，少吃甚至不吃易受黃麴毒素污染或加工的食物；不抽菸、不過量飲酒、不嚼檳榔，若有這些不良習慣，應盡力且盡快戒除；定期做健康檢查，若是慢性肝炎患者或健康帶原者，每半年至少做一次檢查，若是肝硬化患者最好每三個月檢查一次，以便萬一發生肝癌，能及早發現、及早治療。

43 慢性病患者要怎樣預防藥物性肝炎？

一般的慢性病患者通常須長期服藥治療，這對肝臟解毒功能是很大的負擔，會大大提高藥物性肝炎的發生率，那麼慢性病患該怎麼辦呢？

其實個人的體質、服用量等因素都可能導致藥物性肝炎，由於各人體質各異，對藥物的反應、能承受的藥量等不盡相同，無法事先得知服藥後是否會得藥物性肝炎，所以避免肝炎的首要之務，是必須遵照專科醫師的指示用藥。

而且服藥前要先清楚服用的方法、服用量以及副作用等，同時服藥期間務必確實進行肝臟檢查，若有身體反應須告知醫師，調整用藥。此外，不隨意購買成藥吃，也避免為了補身，自行買回中藥大量燉補食用。

44 以前曾注射過疫苗，為什麼現在驗不出抗體？

注射B型肝炎疫苗約十至十五年，血液中的B肝抗體濃度會逐漸下降甚至消失，所以此時抽血檢查B肝抗體可能會驗不出來，這就是最近盛傳所謂B型肝炎疫苗「失效」的問題。

事實上，一旦遇到肝炎病毒，大多存在免疫記憶，抗體的量會迅速增加。若不放心，可追加疫苗以喚醒免疫記憶。

不過，約有五%至一〇%的人因為體質關係，即使施打再多劑疫苗也無法產生抗體，只能從日常生活與衛生習慣留意，避免被病毒感染了。

45 誰需要打B型肝炎疫苗？

在台灣地區，透過生產時的母子垂直傳染而感染B型肝炎病毒的，占所有感染B肝人數的大半，所以新生兒是第一個須注射B型肝炎疫苗的族群。若過去未曾施打疫苗，也未曾感染B型肝炎病毒者，須追打B型肝炎疫苗。

至於注射疫苗已超過十至十五年，B肝抗體濃度下降或消失的人，一般可追加補打也可不補打，不過若屬於已罹患其他肝病、家中有B肝帶原者、長期需輸血者、醫護人員、準備穿耳洞或刺青等高危險族群，最好還是補打B型肝炎疫苗。

46 為什麼肝功能檢查不太正常，超音波卻是正常的呢？

肝功能檢查GOT、GPT值是反映肝細胞正在發炎或壞死，無法確定是罹患哪一種肝病，而腹部超音波主要以能有效檢測出肝硬化與肝癌聞名，兩種檢查都無法單獨反應肝臟健康與否，必須相互搭配檢查診斷。而且超音波的解像能力不佳，若是遇到經驗不足的醫師，或超音波儀器老舊，很容易造成誤診。所以「肝功能檢查不太正常，超音波卻是正常的」，極有可能是肝臟正在發炎，卻還不到超音波能看得出來的程度，最好能再增加α-胎兒蛋白等其他肝臟檢查，以確認肝臟正常與否。

◆正確的治療，向肝病宣戰

47 脂肪肝需不需要治療？

由於肝臟囤積了過多的脂肪所形成的脂肪肝，不會直接對身體造成嚴重的傷害，單純由脂肪肝直接惡化成肝硬化或肝癌的機率極其低微，也不會對肝功能造成多大影響，雖然沒有也不需特定的藥物或手術來治療，但若因而誤認為脂肪肝不需治療，而不理會它，放任致病原因繼續存在，這些致病原因卻可能引發其他嚴重的肝病而惡化。

病例

小蘇平常不抽菸、不喝酒，生活作息也大致正常，平日的飲食健康還有在醫院任職護士的太太把關，今年年初參加公司安排的體檢，結果報告出來，肝功能檢查異常，超音波檢查卻是正常的，到底肝臟是不是有問題呢？

而脂肪肝最佳的治療方式，就是從造成脂肪肝的原因去著手改善，並每年定期追蹤檢查，萬萬不可自行服藥，以免造成比脂肪肝更大的危險性。

48 為什麼積極減肥，反而使脂肪肝更加嚴重？

我們常聽說減肥的人愈減愈肥，有脂肪肝的人也面臨類似的窘境。前面提過什麼原因造成脂肪肝，就從什麼原因去改善，因肥胖導致的脂肪肝，最好的改善方法當然就是減肥了，但是有些人積極減肥卻反而使脂肪肝更加嚴重。

這種情況大多是激烈減肥所造成的，由於短時間內使體重急速驟減，減肥方式不當，使營養失調，熱量不足，迫使體內大量的脂肪進入肝臟，等待代謝以供給身體各組織使用，但是蛋白質不足，會使脂肪無法正常代謝轉化，而囤積肝臟，因而更加重脂肪肝的情況。

病例

陳小姐一直很不滿意自己的身材，聽到有人可以三個月瘦六十公斤，雖然擔心會不會傷身，但看到週遭朋友一個個加入飲食減重甚至斷食的行列，瘦身效果很好，她也忍不住跟著減重。顧慮身體的健康，她進行一段時間的飲食減重後，到醫院做健康檢查，誰知竟然查出脂肪肝！

所以最好的減肥方式，是詢問專科醫師與營養師，採取飲食搭配運動雙管齊下，兼顧健康的漸進式減肥法。

49 B型肝炎能不能根治？

沒有誰會希望生病，生了病誰都希望治好，對「治好」的期待，都是希望身體能完全恢復健康，對B型肝炎患者來說，就是希望身體完全康復、完全趕走病毒。

但事實上，僅僅不到二%的病患可以完全清除病毒，大部分的B肝帶原者會終生帶原。目前B型肝炎的治療，主要是放在抑制病毒、防止惡化上，雖然無法完全根除病毒，不過病患若能聽從專科醫師的指示，接受完整的治療，有三〇%至四〇%左右不會再發作，而且將來罹患肝硬化和肝癌的機率和一般人一樣。

50 用溫和的中草藥調養，就算無效也不傷肝？

中藥、青草藥在很多人的印象中，是屬性非常溫和的，所以有事沒事就愛拿中藥或青草藥燉食補身，肝臟出問題，當然也少不了它們，即使無法修護肝臟，也溫和得不至於傷肝。如果你也是盲目信任中草藥「無害」的一族，可得小心你的肝了。

下面這個病例中的病患便是長期酗酒，肝功能本已受損，又自行服用未經醫師指示的中藥，造成肝中毒，因而引發最危險的猛爆性肝炎。很多人誤以為中藥溫和，用藥觀念又模糊不清，像不少喝酒的人習慣自行到藥房買藥服用，過去就曾發生每天服用清肝解火的藥物，導致肝指數升高，不僅傷肝，更傷到腸胃與腎臟，最後得靠洗腎度日的病例。

即使中草藥「真的」很溫和，它畢竟是藥物，都必須送到肝臟進行代謝，多服濫用一定會增加肝臟負擔，甚至可能產生毒性傷害肝臟，造成肝中毒。及至目前為止，正式的醫學文獻上，尚沒有哪個肝病患者是靠吃中草藥治癒的案例，

病例

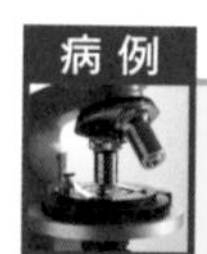

嘉義縣有位四十幾歲的林姓村民，日前被送到署立嘉義醫院急救，抽血檢驗，發現肝指數竟爆增到三千多，經醫師急救，才救回一命。

醫師表示，該名病患酗酒已超過二十年，平時更是煙不離口，日前覺得身體不適，自行到藥房購買不明中藥服用，持續吃了一個禮拜，最後竟引發猛爆性肝炎，肝指數高達三千多，遠超過正常範圍，性命差點不保。此外，膽紅素總數高達 14.2，也遠高於正常範圍的 0.4 ～ 2，肝細胞顯然已受到大量破壞，引發全身性黃疸。

隨意亂服用中藥，是該名病患引發猛爆性肝炎的主要原因，醫師呼籲，千萬不要聽信民間偏方，亂服未經醫師處方的不明藥物。

倒是有不少病患因此藥物中毒，或貽誤治療的時機而致命。

51 難道都沒有中藥可以治肝病？

傳統中藥能歷經數千年流傳下來，一定有其療效，若要用來治療肝病，必須由經驗豐富、可靠的中醫師來施藥。現代人往往有中藥治病效用不大的誤解，其實是因為一般人習慣拿中藥來治療由西醫所定義的疾病，其實中醫與西醫是大不相同的兩套系統，要以中藥來有效治療「西病」，還有待融會兩套醫學系統的人才建立「比較醫學」，才能有進一步的發展。

至於民間流傳中藥對脂肪肝的治療有益，主要是在促進新陳代謝以降低血脂的作用，大致可分成幾類：

❶降低血中膽固醇含量，如麻油、紅花油。
❷抑制三酸甘油酯與膽固醇的合成，如薑黃、澤瀉。
❸幫助腸道膽固醇的排泄、抑制膽固醇的吸收，如何首烏、生決明子。
❹提供植物固醇以抑制腸道膽固醇的吸收，如黃豆、海藻。
❺影響血脂的運轉、分布、清除，如丹參。

一般來說，脂肪肝其實不大需要什麼藥物治療，若要服用這些降血脂中藥，務必詢問專科醫師與營養師。

52 肝硬化既然無藥可治，只能等死？

肝臟一旦到達硬化程度，就是整顆肝臟都已硬化，連本身所具有的自行修復、再生能力都無法發揮作用，無論是西藥還是中藥，都無法根治，使它恢復原來的紅潤柔軟光滑。雖然換肝手術是目前唯一可能根治肝硬化的辦法，但等待一副健康的肝臟，目前仍屬「千載難逢」。不過若因此而放任病情惡化不予理會，那就真的只能等死了。

目前肝硬化的治療，以防止病情惡化與其他併發症為主，一般從生活的作息、日常的飲食，以及併發症的控制來調養。只要能確實遵照專科醫師的指示，接受正確的治療，並定期追蹤檢查，還是可以和肝硬化相安無事的。

病例

一位七十四歲的老先生，日前因為經常感到疲倦乏力、體重驟減十二公斤，去醫院做了抽血與超音波檢查，被診斷出得了肝硬化。聽說肝硬化沒藥醫，而且很快就會變成肝癌，得到肝癌表示活不了多久了，老先生心情非常沉重，擔心以後再也抱不到可愛的寶貝孫了。

53 肝硬化是不是切除硬化的肝，就能根治？

既然比肝硬化更嚴重的肝癌都可以動手術切除了，肝硬化是不是切除硬化部分的肝臟就可以根治了？這是不少人的疑問。我們也很希望修復再生能力很強的肝臟可以藉由手術切除，將肝硬化治癒，但事實上並不可能。

因為肝硬化的形成，是經過長期反覆的結疤、修復與再生，使得肝臟愈變愈硬，一旦肝硬化，表示整顆肝臟都硬化了，沒有哪個部分硬化、哪個部分沒有硬化，所以無法與肝癌一樣做切除手術，僅將「硬化部分」的肝切除。

54 什麼樣的肝病需要換肝？

罹患肝硬化、肝癌、猛爆性肝衰竭的肝病患者，若各自有以下情形表示病情嚴重、預後不好，就需評估是否進行換肝：

❶肝硬化患者若併發腹水症狀，或慢性肝昏迷。

❷肝癌的治療，目前以切除手術為主，有時也會考慮肝臟移植手術，不過前提是單一肝癌在五公分以下，或三公分以下的肝癌數量不超過三個。

❸猛爆性肝衰竭患者的年紀小於十歲或大於四十歲、黃疸值超過 17mg/dl、出現黃疸症狀七天後才出現肝昏迷、凝血酶原時間超過二十四秒。

Q55 肝臟移植容易產生哪些併發症？

進行肝臟移植手術的肝病患者，手術後一年的存活率約八五％，但發生併發症的機率卻有二〇％至六〇％，常見的併發症有十數種之多，下面介紹幾種最常見的：

❶肝臟可能出現排斥作用，引發肝衰竭；或原來的肝病再復發。

❷服用抗排斥藥物，免疫力降低，容易感染，並提高腎臟損傷、神經損傷，以及新陳代謝疾病、癌症等的風險。

❸移植來的膽道要與原有的膽道吻合，否則容易引發結石或發炎等膽道併發症。

❹手術中或手術後，可能出現大量出血而死，或心律不整、心肌梗塞等心臟病發作，或突發的腦中風（腦血管病變），恐有致命的危險，後者即使不致命，也往往造成語言或吞嚥障礙、肢體癱瘓等。

5 發生靜脈血栓，可能造成缺氧而死。

6 若併發敗血症，可能危及生命。

56 肝癌開刀切除後，會不會再復發？

肝癌進行手術切除後，是有可能復發，一般復發的時間以二年內的最多，其次為二至五年，也有經過更長的時間才復發的，當然也有切除肝癌後就不再復發的病例。

肝癌會不會復發，與肝癌的大小、形狀、致癌原因等因素有關，目前沒有方法可以防止肝癌復發，只能從日常生活作息、飲食與定期追蹤檢查等方面，從事預後的調養。

57 肝癌做切除手術，會不會有危險？

肝癌做開刀手術切除，是否有危險性，主要得視肝癌的大小而定。肝癌愈小，開刀切除的預後愈良好，治癒或長期存活的機會愈大，所以及早發現、及早治療，得到的手術切除效果愈好。

相反的，肝癌愈大，開刀切除的效果則愈差，通常愈大的肝癌愈容易侵犯到肝門靜脈（小型肝癌侵犯血管的機率較小），往往預後不佳，肝癌復發的時間與存活的時間都會愈加縮短，甚至可能根本無法進行開刀切除的手術。

此外，若是肝癌患者有肝硬化，肝臟的開刀手術不能切除太大，否則可能引發肝衰竭的危險。肝癌能不能動手術切除，得經由專科醫師診斷評估。

◆良好生活照護，肝病不告急

58 肝臟為什麼會愈「補」愈大洞？

不少人為了保肝，吃進市面上號稱可以保肝的藥品、保健食品或營養補充劑，甚至中藥或食補等，都會造成肝臟的負擔，使得肝臟愈補愈大洞，原本沒病變有病（肝中毒），有病更加重。

病例

劉小姐一向很重視保養自己的身材、皮膚，在電台聽到正在販售保肝食品，產品強調不但可以保肝，還可以改善肝臟代謝，消除痘痘與疤痕，讓皮膚變好。她聽了好心動，買來試試之後，沒想到今年健康檢查時，竟然發現肝臟發炎了。

肝臟負責的功能很多，需要各種營養素來維持，無論是健康的人或是一般的肝病患者，從日常均衡的飲食中便可獲得肝臟所需的營養，得到適當的保健、調養。額外的藥物或過量的飲食，都須送至肝臟進行分解、代謝，徒然增加肝臟的負擔而已，不但無法保肝，反而傷害肝臟，得不償失。

59 嘿咻過多會傷肝嗎？

很多人都有房事過多會傷肝的錯誤印象，雖然透過性行為可能會傳染B型肝炎，但房事過多並不會傷肝。

一般的肝病患者，甚至是肝癌患者的性行為與一般人無異，並沒有特別的禁忌，不過發作期間的性致與體力多多少少會受到影響，病情緩和好轉後就會恢復，應謹記「順其自然，量力而為」八個字，切忌藉藥物「助一臂之力」，以免傷肝，加重病情囉。

60 肝病患者若懷孕，要注意哪些問題？

本身是肝病患者的孕婦，留意下面的事項，還是可以安心懷孕，放心當準媽媽的：

❶飲食均衡，營養充足適量，維持良好的體力。

❷若孕婦為B型肝炎患者或帶原者，務必準備好在新生兒在出生的二十四小時內立刻施打B型肝炎免疫球蛋白，再按時陸續注射三劑的B型肝炎疫苗。

❸若需接受特殊的藥物治療，可能會造成胎兒缺陷，務必與專科醫師討論。

❹嚴重肝硬化患者容易出現併發症，而導致流產或死胎，相對於一般肝病孕婦有更多的限制，所以最好能先做孕前的健康評估，不過肝硬化患者其實不易懷孕。

一般人在懷孕時，最好能做肝臟的健康檢查，不然至少也該抽血檢查是否感染B型肝炎病毒。

此外，有極少數的孕婦可能會在懷孕的中後期發生不明原因的急性脂肪肝病變，若是因此引發肝衰竭，很可能會造成胎死腹中或一屍兩命的憾事。

61 身為B型肝炎帶原者，平日該怎麼調養？

B型肝炎帶原者的日常調養，最根本且最重要的就是規律的日常作息，維持充足的休息與睡眠，不熬夜也不使身體過度疲勞，養成適度的運動習慣，加上均衡的飲食，適足的營養。

同時，還需定期追蹤檢查，避免與他人共用針頭或儀器進行輸血、打針、穿耳洞、刺青，或共用牙刷、刮鬍刀、毛巾等私人用品，不隨意自行服用不明藥物或進補，不抽菸、喝酒、嚼檳榔等，儘可能杜絕罹患其他肝病的機會。

62 罹患肝病後，還能照常運動嗎？

一般肝病的治療，大多搭配適當的運動，所以罹患肝病後，建議還是維持運動的習慣，對脂肪肝患者尤其有益，可藉由運動達到減少體內脂肪的目的。

一般肝病患者的運動量，只要「量力而為」，不超過自身體力所能負荷的程度，通常沒有特別的限制，仍可照常運動。不過，由於每個人的病情不同，體質各異，最好還是詢問一下專科醫師。

63 為什麼肝病的治療，常需配合適當的運動？

運動對於一般人的好處多多，對於肝病患者更是治療中不可缺少的方法之一。就體能來說，良好的運動習慣，可增加體能，減輕肝臟承受的壓力；對於減少脂肪有正面的影響，因為運動可消耗熱量，迫使細胞釋出脂肪以補充熱能，從而減少全身脂肪乃至於肝臟內的脂肪，減少肝臟負擔；就精神方面來說，適當的運動會使人擁有好精神，有助於改善服用藥物可能引起的疲倦或沮喪、暴躁等負面情緒，也有助於維持免疫系統的平衡。

總之，肝病患者適當的運動好處多，不過運動前，最好先諮詢專科醫師。

64 什麼樣的運動適合肝病患者？

適量且適合的運動方式，有助於肝病患者病情的復原與療養。

一般肝病患者，以有氧運動最適合，因為在運動的過程中，能充分吸入大量的氧氣，且較能穩定、持續進行的運動，如散步、健走、慢跑、游泳、有氧舞蹈、打網球、騎單車等，都屬於有氧運動。

至於劇烈、競賽、爭勝負的運動，容易一個不留神就超過體力所能負荷，不建議肝病患者參與。

65 肝病患者須改穿寬鬆衣著？

一般肝病患者在衣著上並無特殊限制，只有肝硬化患者併發嚴重腹水時，由於腹部腫脹，貼身或緊身衣物會增加腹部壓力而產生不適感，建議最好改穿大一至二號的衣物，較為舒適。

另外，肝硬化或特殊肝炎病患出現皮膚搔癢的症狀，可選擇棉料材質的衣服，減少皮膚與衣料摩擦所引起的搔癢不適。除此之外，肝病患者的衣著舒適輕便即可，並不須特別改換穿著。

66 家中有B型肝炎帶原者，是否應分開碗筷？

飲食傳染是A型肝炎與E型肝炎的傳染途徑，並非B型肝炎的傳染途徑，B型肝炎病毒主要是經由血液傳染，一般並不會透過飲食感染，所以分開碗筷或分開用餐，對預防B型肝炎的傳染，效果不大。

不過，萬一B肝帶原者牙齦流血或不小心咬到舌頭，造成口腔出血，碰巧另一個家人嘴破、口腔有傷口，便極有可能傳染B型肝炎病毒。為了這個萬一，若能採取碗筷分開、公筷母匙的方式用餐，也不失為一種保障。

撇開肝炎病毒傳染與否的疑慮，其實公筷母匙的用餐方式，是很好的飲食衛生習慣，值得推廣。

67 肝硬化患者需要絕對的靜養嗎？

過去認為肝硬化患者需要絕對的休息靜養，不過現在醫學界發現，若無明顯的不適感，進行適當的有氧運動，對身體更有益。

這是因為正常情況下，氨和醣類都是由肝臟負責代謝、處理，但若是患有肝硬化，這些工作卻改由骨骼肌來完成的，若身體不動，會使肌肉萎縮，影響氨無法順利代謝，留在體內會加重肝臟的負擔，甚至損害肝臟。所以，適度的運動是有其必要的。

68 罹患肝病後，需要請假或辭職在家休養嗎？

有人一看到肝功能指數異常，一得知自己罹患肝病後，就心慌急亂地請假，甚至辭職在家「養病」。

急性肝炎發作來得快，去得也快，發作期間充分休息是有其必要的，但是慢性肝病一般通常沒有什麼立即性的危險，只要維持規律的生活作息，不過度勞累，不熬夜，還是可以繼續正常的工作。反而是有些肝病患者急匆匆請假或辭職，白天忽然沒事做，晚上睡不著，作息紊亂，日夜顛倒，不利於「養病」。

69 C肝病患是否不能有性生活？

C型肝炎都會經由血液、體液感染，但主要還是經血液傳染，所以理論上性行為是會感染C肝。不過，據統計，夫妻因性行為而傳染C型肝炎的機率僅三％。

因此，維持固定單一性伴侶的傳染率很低，彼此若都能定期做肝臟檢查，避免激烈性愛而導致破皮、流血，加上性行為時全程使用保險套，更有助於降低感染的風險。至於多重性伴侶或愛好尋花問柳的人，就確實得冒著極大的危險了。

◆肝病飲食和營養的專業建議

70 蛋白質對肝病患者到底有益還是有害？究竟該怎麼補充？

蛋白質是構成與修補細胞、組織的主要物質，也是免疫抗體的原料，對人體是非常重要的營養成分，對於受損而亟待修補的肝細胞更是不可或缺的養分，此外，它還能防止脂肪在肝臟內囤積。

但是如此重要的蛋白質，對於肝病患者並非沒有壞處，若是過量攝取，反而會加重肝臟負擔，甚至誘發病症，這是由於蛋白質代謝的過程中，會產生一些廢棄物如氨，當肝臟病變，出現肝功能障礙時，無法順利排出體外，使血中氨濃度升高，容易誘發危險的肝昏迷。

因此，蛋白質的攝取需適量，至於多少的蛋白質算適量，必須考量個人體質與病情不同，攝取時建議詢問專業營養師。

除了攝取量，品質來源也很重要，很多臨床報告指出植物性蛋白質（主要為豆類及豆製品）優於動物性蛋白質，對肝病較有利，患者的接受性較佳。

Q71 肝昏迷患者應避免吃哪些產氨量高的食物？

造成病況嚴重的肝昏迷的主要原因，一向被認為與體內的氨含量有關，而氨的產生與蛋白質代謝障礙有關，所以除了採取低蛋白飲食之外，也應避免食用產氨量高的食物，以免造成健康上的危險。

產氨量高的食物，往往是一些加工過的動物性蛋白質或奶類食品，例如香腸、火腿、臘肉、雞腳、不新鮮海產、花生醬、醃漬食品、乳酪等。

Q72 醣類吃得太少或過多，對肝病患者都不利，到底該怎麼吃？

肝病患者務必留意醣類的攝取量，以免過多，容易造成脹氣，以及不利維生素與礦物質的吸收；過少，又恐怕影響蛋白質與脂肪攝取過量。代謝醣類對於肝臟本來就不是輕鬆的工作，飲食不均衡，會造成肝病患者的肝臟承受極大的負擔，使患者容易感覺到疲倦。

對於一般肝病患者，建議醣類食物的攝取占所有食物的六、七成左右，其中以複合碳水化合物為主，如穀類、堅果種子類、麵包、馬鈴薯等，可提供較持久的能量。

73 肝病患者每日應攝取多少熱量？

肝病患者需攝取充足的熱量，以維持身體活動與肝臟修復所需，那麼，多少Kcal才算充足呢？依每公斤體重×30～35 Kcal，如一位六十公斤的肝病患者，應攝取60公斤×30～35 Kcal＝1800～2100Kcal，再根據個人的性別、年齡、身高、體重、活動量（主要以職業來區分）等稍做調整，至於脂肪肝患者，應將計算得出的總熱量減少250～550Kcal。

若正在進行飲食療法，建議還是詢問專科醫師與專業營養師，根據患者的情況進行評估。

74 肝病患者為什麼應多攝取ß－胡蘿蔔素？

醫學研究發現，ß－胡蘿蔔素有助於降低肝細胞內膽固醇的生成，有助於改善脂肪肝患者的症狀；而長期酗酒、患有酒精性肝炎的人，肝臟與血液中的ß－胡蘿蔔素會減少；此外，ß－胡蘿蔔素因具有良好的抗氧化作用，被視為優秀的抗癌成分，對於肝細胞氧化變異的肝癌患者有益。

ß－胡蘿蔔素的來源，主要是胡蘿蔔、黃綠色蔬菜等植物性食物。若食用過多，可能會使色素沉積在皮膚，除此之外並無多大的負面影響。

75 有沒有解酒良藥，可以不戒酒又不使酒精性肝炎惡化？

罹患酒精性肝炎的病患通常是長期大量喝酒、酗酒所造成，這種習慣要立刻戒除並不容易，但若繼續喝酒，已經受損、發炎的肝臟還要繼續處理代謝酒精，對肝臟不僅是加重負擔，更是二度傷害，鐵定會使肝病邁向「不歸路」。

市面上出現的解酒液、解酒藥等，經過臨床研究，發現多半沒有實際功效，有些不想戒或戒不了酒的酒精性肝炎患者，妄想有個什麼解酒良藥，可以不戒酒又不使病情惡化，真是想得美！

肝病無法讓你「討價還價」，對酒精性肝炎患者而言，保肝的最佳良方就是戒酒，根本沒有什麼解酒藥，若是聽信傳言秘方，小心不僅使酒精性肝炎惡化，恐怕還會藥物中毒喔！

76 肝病容易使骨質疏鬆，需增加鈣質的攝取嗎？

慢性肝病由於肝臟受損，代謝功能障礙，影響人體對鈣質的吸收，容易出現骨質疏鬆的問題。

所以，肝病患者最好能增加日常飲食中鈣質的攝取，如豆漿、豆腐、牛奶、小魚乾以及綠色蔬菜等；平日做適度的運動，如游泳、有氧運動等，強化造骨細胞與骨骼的耐受能力，並提高骨質密度與骨骼血流量；每日適度的晒太陽，幫助人體合成維生素D，也

病例

謝先生因為業務工作的關係，經常需要應酬喝酒，長年下來，罹患了酒精性肝炎，雖然明知必須戒酒，但長期養成的喝酒習慣不是說戒就戒得掉，而且工作應酬也避不了喝酒，聽朋友說有一種解酒良藥，也許正是他的「解藥」！

有助於鈣質的吸收。採取這些自然、健康的方法，來幫助人體攝取足夠的鈣質，減少骨質疏鬆的發生，是最佳的方式，而補充鈣片、維生素D等營養補充品，是其次的考慮，補充前必須請教專科醫師與營養師。

Q77 肝病患者為什麼需限制鈉的攝取量？該怎麼限制？

由肝病引發的腹水，占所有腹水患者的七成左右，造成肝性腹水的原因，與門脈高壓的形成有關，鈉的積貯，正是導致腹水的主因。而每一公克的鹽，會累積二百毫升左右的腹水，因此肝病併有腹水的患者必須嚴格限制鈉的攝取量。

一般健康的成年人，每日鈉的攝取建議量約三二〇〇至四〇〇〇毫克；但若是嚴重肝病併發腹水症狀的患者，則以五〇〇至一五〇〇毫克較為適當。

限鈉的飲食，除了少吃或避免食用含鈉量高的飲食，如芹菜、菠菜等蔬菜，而鹽、醬油等調味料的使用，務必留意其鈉含量。

Tips

- 一小匙食鹽＝2000 毫克的鈉
- 一小匙食鹽＝2 大匙的醬油＝5 小匙的味精＝5 小匙的烏醋＝12.5 小匙的番茄醬

78 肝病容易貧血？需要補充鐵質嗎？

慢性肝病尤其是肝硬化患者，常出現貧血症狀，可能與肝病本身、葉酸不足、出血、溶血性貧血等有關。

肝硬化容易併發食道靜脈瘤，使血循不暢，容易出血引發貧血；嚴重的肝功能損害造成凝血障礙，可能引起出血從而導致貧血；長期營養不良或長期酗酒的肝病患者，可能因為體內葉酸不足而引發貧血；肝病患者的紅血球細胞膜若含有高量膽固醇，會使細胞膜僵硬化，容易在脾臟被破壞，因而形成溶血性貧血；由肝硬化導致的脾臟功能亢進，也可能引起貧血；此外，治療肝病所服用的某些藥物也可能引發溶血性貧血。

一般沒有緊急危險的肝病貧血患者，可從日常飲食中增加鐵質的攝取；對於因服用治肝藥物引發的貧血，不易由補充高鐵食物而改善，應告知醫師，適當減少藥物劑量，待貧血症狀減輕再調回原來的藥量；對於出血、缺鐵性貧血的肝病患者，可諮詢營養師與專科醫師補充鐵劑。不過這些因肝病所引發的貧血，最徹底而重要的治療方式，是從治療肝病，改善肝功能著手。

79 肝病容易造成食慾不振？需不需要補充鋅？

研究發現，慢性肝病有微量礦物質異常的情況，其中參與人體許多生化、代謝工程的鋅，往往呈現減少的傾向，可能會出現味覺改變、食慾不振、厭食、失眠、疲倦、憂鬱等症狀。除了肝病本身可能造成鋅的不足，有些治療肝病的藥物也會導致鋅的缺乏。

一般肝病患者可從鋅含量高的各種肉類、貝類、蛋黃等食物中，增加攝取量，至於鋅的補充劑，則須詢問營養師與專科醫師評估是否需要補充。

80 肝病容易脹氣嗎？應避開哪些食物？

一般的肝病不會有脹氣的情況，通常只有在肝硬化末期併發腹水症狀、肝癌末期，才會出現脹氣的現象，此外，肝囊腫若數量多又大，使肝臟腫大至摸得到的程度，也可能有腹脹的不適感。

這時應少吃產氣食物，以免更加重脹氣的不適，如豆類、芹菜、洋蔥、綠花椰菜、馬鈴薯、地瓜、芋頭、玉米、青椒、香蕉、柑橘、麵包、餅乾、含山梨糖醇的飲料與甜點、汽水、啤酒等，其中豆類延長烹煮的時間，蔬菜烹調時加點薑或蒜，可減少氣體的產生。另外，最好改採少量多餐的方式用餐。

81 便秘傷肝？該怎麼用飲食來改善？

便秘也會傷肝，這個事實一定讓很多人都嚇一跳，這是因為糞便長時間滯留在腸道，增加害菌的滋生，產生更多的有害物質，加上原來身體代謝的廢棄物，會送回肝臟再次分解代謝，增加肝臟的負荷，對肝病患者尤其不利，這往往也是造成肝昏迷的原因之一。

在飲食上，應多吃膳食纖維含量高的食物，如山藥、胡蘿蔔、花椰菜等各種新鮮蔬菜，以及海藻類、菇蕈類食物，以便促進腸道蠕動，使排便順暢；果寡醣類食物如小麥、香蕉、蘆筍、牛蒡、黃豆與豆製品、洋蔥、大蒜等，則可改變腸道菌種分布，增加益菌，也有助於順暢排便。

此外，應避免食用容易造成便秘的食物，例如奶油、巧克力等甜食、辛辣刺激食物以及採油煎、油炸、燒烤烹調的食物等。

82 肝病患者在調養期間，可多多補充營養劑或保肝藥嗎？

目前市面上有一些經過動物實驗，可促進肝細胞修復、再生，改善肝細胞功能的藥物，宣稱可以保肝或護肝，而肝病患者常有營養不足的問題，補充營養劑，照理說應該對人體有益。

但是，這些經過「動物實驗」的保肝護肝藥物，會因每個肝病患者的病因、病程與症狀並不相同，所以即使是營養補充劑，也須要透過專家的搭配，才能發揮一加一大於二的功效。

千萬記住，治療肝病沒有特效藥，規律的日常作息與適當的飲食、運動，就是最好的調養，而最佳的營養來源就是天然、新鮮的食物。若有服藥或補充營養劑的需求，也務必在專科醫師與營養師的指示下服用。

◆吃對食物，就是最佳保肝法

83 喝茶也能保肝？

茶中含豐富礦物質和維生素，對於促進抗體的形成、保護肝細胞、促進肝細胞的再生等皆有幫助，而茶多酚類等多種成分具有防癌作用，有助於預防保健肝病的發生與惡化。

喝茶雖然好處多，飲用的時機、方式卻有些宜忌，需留意飯前、睡前、濃茶、隔夜茶不宜飲，此外，消化性潰瘍或神經衰弱的肝病患者不宜多喝。

84 咖啡為什麼能保肝？

有多項研究調查發現，喝咖啡可以降低肝炎的死亡率、酒精性肝硬化的發生率，以及肝癌的罹患率。每日喝一杯咖啡，罹患酒精性肝硬化的風險可降低二二％。

咖啡中所含的咖啡因，可透過抗氧化作用保護肝細胞；咖啡煮過之後，所含的脂溶性的成分可幫助體內抗氧化酵素的產生；還有咖啡豆醇（kahweol）等，都是具有保護肝臟作用的成分。對於咖啡之所以能抗癌、防癌，一般推論與咖啡因等成分的抗氧化作用有關。

但若是加了牛奶、奶精、奶油、糖等添加物的咖啡，保肝效果就得打折扣了。

85 咖啡和茶既然保肝效果好，是否要限制飲用量？

有研究顯示，每天喝二杯以上咖啡或茶的人，罹患慢性肝病的機率，比每天飲用量低於一杯的人要減少一半。

雖然咖啡和茶有助於保肝，但任何飲食只要過量都會傷肝或傷身。一般人每日的咖啡飲用量以三杯（一杯等於二四〇西西）為限，最多不宜超過四杯，尤其孕婦、孩童或患有心律不整、消化性潰瘍等的患者更應少喝；至於茶，一般人每天不宜超過一千西西，而有消化性問題或神經衰弱的肝病病患應少喝。

86 喝豆漿、牛奶真的可以保肝？

豆漿是利用黃豆打成渣、加水煮成的，過程中沒有添加什麼化學物質，保留了黃豆豐富而優質的蛋白質、礦物質以及卵磷脂等，都是肝病患者復原調養期間所需的營養成分，在人體內的消化高達九成以上。

前面已一再提過蛋白質對肝病患者修復調養的重要性，至於卵磷脂也有護肝作用，可保護肝臟避免酒精的傷害，降低酒精性肝炎、肝硬化的罹患率，每顆黃豆約含一．三％至二．一％的卵磷脂。所以每天適量喝豆漿，好處多多。

在牛奶各種豐富的營養成分中，以優質蛋白質對保肝的貢獻最大，對一般人有益，對慢性肝炎患者更是重要的保肝食物，因為慢性肝炎患者的白蛋白偏低，受損肝細胞的再生也需較多的蛋白質。

喝牛奶時需留意：

❶最好搭配麵包、餅乾等食物，小口飲用，避免空腹狂飲，以免造成消化不良、不利吸收。

❷ 若要加熱，溫度不要過高，約85℃、持續九十秒便可殺死許多病菌，避免加熱溫度過高過久，而破壞營養素。

❸ 建議慢性肝病患者可每日適量飲用二百西西左右的牛奶。

87 香菇、黑木耳為什麼是良好的護肝食物？

香菇中所含的香菇多醣，有助於人體提高免疫功能，對於免疫機能不全導致的慢性B型肝炎，頗有幫助。

慢性肝炎患者的免疫T細胞與B細胞失調，會使免疫功能紊亂，而造成病患出現食慾不振、易感疲倦、腹脹等症狀，研究發現適量食用香菇，可調節免疫功能，改善症狀。

此外，香菇還含有一般食物中所缺乏的麥角固醇，也具有保肝、護肝的作用。因此，近年來香菇常被用於肝炎、肝硬化、癌症等疾病的食療與調養上。

黑木耳對肝病的防治，主要在三方面：

❶黑木耳富含膳食纖維與膠質，不但促進順暢排便、預防或改善便秘的效果佳，後者還可吸附消化系統內的雜質以便排出體外，有助於減輕肝臟的負擔，防止肝昏迷的發生。

❷豐富的維生素，對於肝功能衰退、貯存維生素的能力降至一半，甚至1/3以下的肝病患者，是很重要的食物來源。

❸可有效減少膽固醇、三酸甘油酯含量，對於患有脂肪肝的人幫助大。

88 韓國真珠草對肝炎有相當好的輔助療效？

世界衛生組織亞洲肝炎研究中心鄭浩泰博士曾與美國康乃爾大學合作，以美洲土撥鼠進行了珍珠草抗病毒研究，其結果發現韓國真珠草有不錯的保肝功效，之後所進行的B肝患者的臨床試驗，也都證實韓國真珠草有不錯的療效。

其他如洛神、朝鮮薊、鬱金也都有保肝利膽的功效，如果能夠與韓國真珠草一起搭配，更能發揮保肝功效，不過採用這保健食品之前，可先諮詢營養師，才不會買錯或用錯這些產品。

89 番茄也是保肝食物？

肝功能不佳，會使肝臟貯存維生素的能力大幅下降，造成肝病患者維生素不足，會間接影響肝臟代謝、解毒的功能。

番茄所含的維生素豐富，可幫助營養的代謝轉化，茄紅素可防止細胞病變，中醫則認為番茄具有生津止渴與解熱的作用，此外，能促進消化液的分泌，對食慾的提振不無幫助，同時也適合肝病急性發作而出現黃疸症狀的患者食用。

建議一般肝病患者每天可食用一〇〇至二〇〇公克的番茄，但千萬別只偏食番茄，將一天的蔬果食用量全拿來吃番茄，這樣不但無法保肝，反而會傷肝喔。

90 蜂蜜怎麼吃，可保肝護肝？

蜂蜜含有葡萄糖、果糖、蛋白質、脂肪與多種維生素等，目前已經鑑定出內含多達一八〇多種的營養物質，提供B型肝炎患者所需的營養以及治療作用，包括保肝護肝、幫助肝細胞再生、預防脂肪肝形成等。

特別提醒的是，蜂蜜加熱超過97ºC以上，富含的多種胺基酸、維生素幾乎被破壞殆盡，最好使用60ºC以下的溫開水沖開飲用。另外，夏季植物生長茂盛，若蜜蜂採集到具有毒性的植物花粉，產出的蜂蜜也具有毒性，恐怕引發中毒，所以最好避免食用生蜜。

蜂蜜的食用方式錯誤，不但無法達到保肝效果，反而會傷肝，不可不慎喔。

91 胡蘿蔔該如何吃，最能發揮保肝效果？

胡蘿蔔中的ß-胡蘿蔔素含量非常豐富，除了有保肝效果外，還可維護表皮細胞，以免肝功能障礙影響營養代謝而造成皮膚乾燥的問題。另外，ß-胡蘿蔔素以及另一項成分一木質素，都具有調節免疫力的作用。

不過，胡蘿蔔並非呼嚕吃下肚就可以發揮保肝效果，由於它擁有結實的細胞壁，煮熟會比生吃更容易吸收，若於烹煮時加點油脂，可幫助破壞其細胞壁，更有利於人體的吸收。

92 蔬果多殘留農藥，該如何減少對肝臟的傷害？

首先從選購來說，當季盛產的蔬果在栽種的過程中，使用較少的農藥與化肥，便能長成豐碩、甜美，相反的，若非盛產期就需要較多的農藥與化肥；有些蔬果為了保有完整美觀的外形，必須減少病蟲害，因而使用較多的農藥量；經常變換店家購買，因為不同店家的蔬果來源不同，使用的農藥也不盡相同，可分散人體攝入大量相同農藥的風險。

■ **在清洗方面**，利用大量的清水沖洗，以便藉助水的沖力將蔬果表面殘留的農藥沖掉，不須特意使用鹽水或清潔劑浸泡清洗，以免農藥清掉，反而留下清潔劑。柑橘、芒果、葡萄等可去皮的蔬果，就儘量去皮再行烹調或食用；芭樂、番茄等無法去皮的蔬果，最好使用毛刷刷洗乾淨。此外，蔬果清洗後，也可以使用臭氧機除去表面殘留的農藥，效果不錯。

■ **在烹調方面**，有些農藥經過加熱後會被分解破壞，再隨水蒸氣蒸發掉，從而降低毒性，所以烹調時，最好不加鍋蓋，以免將農藥燜回食物中。

93 肝不好的人為什麼不能吃生蠔？

台灣人很喜歡吃鮮嫩多汁的生蠔，但是往往忽略這種海產容易受創傷弧菌污染的風險，一般人感染創傷弧菌只會出現嘔吐、腹痛、拉肚子等症狀，但若是慢性肝炎、肝硬化、肝癌的患者感染，由於肝功能障礙，無法正常代謝解毒，會出現發燒、打寒顫、手腳冒水泡、傷口潰爛，甚至可能引發敗血性休克而導致死亡。

而且不只生食者有感染創傷弧菌的危險，只要皮膚被刺傷，就會從傷口進入人體，在台灣就不乏家庭主婦在殺魚、處理海產的過程中被刺傷而感染的案例。

其實不僅是生蠔，由於創傷弧菌生存於河海中，各種魚貝類都容易受到污染，患有肝病的人應盡量少吃。

病例

一名六十七歲的肝硬化患者，與家人大啖生蠔，不料二天後小腿出現水泡，送醫時已經意識模糊，血壓下降，雖然醫院緊急進行救治，穩定病患的生命跡象，數天後該名病患仍不治死亡。後來才確認是遭創傷弧菌所感染。

94 吃肝可以補肝嗎？

肝臟類食物如雞肝、豬肝、鵝肝等，蛋白質、礦物質與維生素的含量確實很豐富，不過它的膽固醇也不低。而且動物肝臟跟人的肝臟一樣，都是處理食物、毒物的器官，若食用的動物肝臟有問題，解毒功能不佳，食用後對人體健康的影響不無疑慮。

再說，每一百公克的豬肝含有十八．九公克的蛋白質，含量很高，但雞胸肉每一〇〇公克所含的蛋白質更高達二二．九公克以上，比豬肝的含量更高，所以動物性肝臟並非非吃不可，若要攝取「補肝」的營養素，大可從其他無疑慮的新鮮食物中攝取。

95 紅棗能養肝？

紅棗中含有三萜類化合物，具有抑制肝炎病毒活性，以及抑制肝癌細胞增殖的作用，同時，紅棗中的成分可提升免疫系統中吞噬細胞的功能，對增強抵抗力、保護肝臟頗有助益。

單就營養成分來說，紅棗裡含有蛋白質、脂肪、醣類、維生素A、C、鈣、有機酸等，適量食用有益健康，因此在肝病的日常飲食調養上，可諮詢營養師加入紅棗，幫助養肝排毒。

除此之外，黑棗也和紅棗一樣含有三萜類化合物，不過抑制肝炎病毒的作用略遜於紅棗。

96 聽說蜆精可以保肝，真的嗎？

蜆精含有非常豐富的蛋白質，可幫助肝細胞的構成與修復，當然對保護肝臟有益，可將它視同雞蛋、黃豆等的營養食物，當作蛋白質攝取的一種食物來源。

其實，不只蜆精，天然、新鮮的食物大多是保肝食物，只要均衡飲食，都有助於保肝，並不需要特地將蜆精找來食用，更不可長期大量偏食，以免保肝不成，反而造成反效果。

97 吃素不易得脂肪肝？

有些人把吃素、不吃葷肉、飲食清淡、健康劃上等號，卻陸續發現「吃素還是會生病」！「吃素不易得脂肪肝」也屬於這一類的「誤會」。

事實上，素食者雖然不吃肉類，不會攝取到動物性脂肪，但是為了讓食物美味，誘引用餐者的食慾，往往添加過多的植物性油脂，或習慣以油煎油炸的方式進行烹調，或為了補充蛋白質、維生素B群等營養而食用過多堅果類食品，卻忽略其中所含的高量脂肪等等因素，都可能使素食者罹患脂肪肝。

98 怎樣喝酒可以不傷肝？

要愛喝酒的人一夕之間戒酒是非常困難的，而且目前也有愈來愈多飲酒有益健康的說法出現，酒對人體是好

▶ 建議的飲酒安全量

酒的種類	酒精濃度	一般人安全範圍（杯）
啤酒	3 ～ 5%	13 ～ 22
葡萄酒	6 ～ 13%	5 ～ 11
清酒	13 ～ 15%	4.5 ～ 5
米酒	20 ～ 25%	2.5 ～ 3
白蘭地	45 ～ 49%	1.3 ～ 1.5
威士忌	45 ～ 50%	1.3 ～ 1.5
伏特加	60 ～ 90%	1

是壞，關鍵在於「適量」。那麼，究竟喝多少叫做適量呢？

肝臟既然是利用酵素分解酒精，當然要看個人體內酒精分解酵素的多寡，每個人的體質不盡相同，擁有的酵素數量也不同，適合每個人的酒量也不相同。在此提供的飲酒安全量（如右頁表格），僅供肝臟健康正常的人作為參考。

- 一小杯約一杯三〇西西的紹興杯。
- 一般未患肝病的人，每日酒精量以不超過二十公克為限。
- 以上提供飲酒的安全範圍作為參考，此外還可根據個人體重的胖瘦，增減酒量。

99 暴飲暴食為什麼對肝臟不好？

暴飲暴食會讓身體突然湧進過多的營養素，致使攝取的能量多過身體活動所能消耗掉的能量，過剩的營養素轉化成肝醣與脂肪貯存、累積，然而人體的貯存量有限，若經常暴飲暴食，過剩的能量持續累積，就會造成肥胖，這些脂肪在肝臟中大量累積，就會形成脂肪肝。

而且，經常暴飲暴食，會使肝臟疲於分解、代謝，大大增加肝臟的負擔，對肝病患者的肝臟更是吃力。因此，為了肝臟好，盡量避免暴飲暴食，若是吃下過量的食物，最好能有適當的運動以消滅多餘的能量。

100 有腹水的肝病外食族，如何控制鹽分的攝取，減輕肝臟負擔？

前面提到肝病患者有腹水症狀，需要限制鈉的攝取量，而鹽是鈉的主要來源，所以最直接且必要的就是限制鹽分的攝取。而忙碌的現代人在外用餐的機會非常高，這些餐廳為了美味，往往添加了過多的調味料烹調，所以控制鹽分的攝取，對於外食族群是很傷腦筋的事。

下面一些在外用餐的建議，提供你參考：

1. 吃自助餐時，以一道口味較重的菜餚，搭配其他口味清淡的料理。
2. 有些便當會附上黃蘿蔔片、醬瓜、泡菜等醃漬菜來開胃，這些食品大多使用大量的鹽來醃漬，應盡量避免食用。
3. 其他如鹹蛋、皮蛋、臘肉、臘腸、火腿、豆腐乳等醃漬食品，也最好不要食用。
4. 水餃、煎餃、餛飩、湯包……等包內餡的食物，由於內餡多已調味，食用時不要再添加醬油、沙茶醬等含鈉的調味料。

5 吃湯麵時，盡量避免喝湯，可減少鹽分攝取。

6 補充高鉀食物，如香蕉、香瓜、奇異果、番茄、馬鈴薯、山藥、韭菜、芹菜、空心菜、菠菜、茼蒿等，有助於加速體內鈉離子的排泄，維持體內鉀鈉平衡。

101 麥綠素有護肝保肝的功效？

麥綠素所含的營養素尤其豐富，包括植物性膳食纖維、蛋白質、脂溶性的胡蘿蔔素、維生素E與水溶性的維生素C、B群，以及磷、鐵等礦物質，其中蛋白質是白米的三．五倍，鈣是三十六倍、維他命B_1是七倍、維生素C是二百倍、維生素E是六十倍，而這些營養素都是肝臟代謝所需。

麥綠素中含有各類抗氧化酵素，皆為肝臟所需，尤其愛喝酒的朋友，很容易損傷肝臟，造成維生素不足，因而造成許多神經性的疾病，所以補充麥綠素，就能改善這些狀況，不過酵素和維生素很怕熱，購買麥綠素這些商品，必須強調低溫冷凍乾燥的製程，才能有效保留這些營養素和酵素，也才對肝臟發揮更佳的防護功效，因此使用前還是應先諮詢營養師較為妥當。

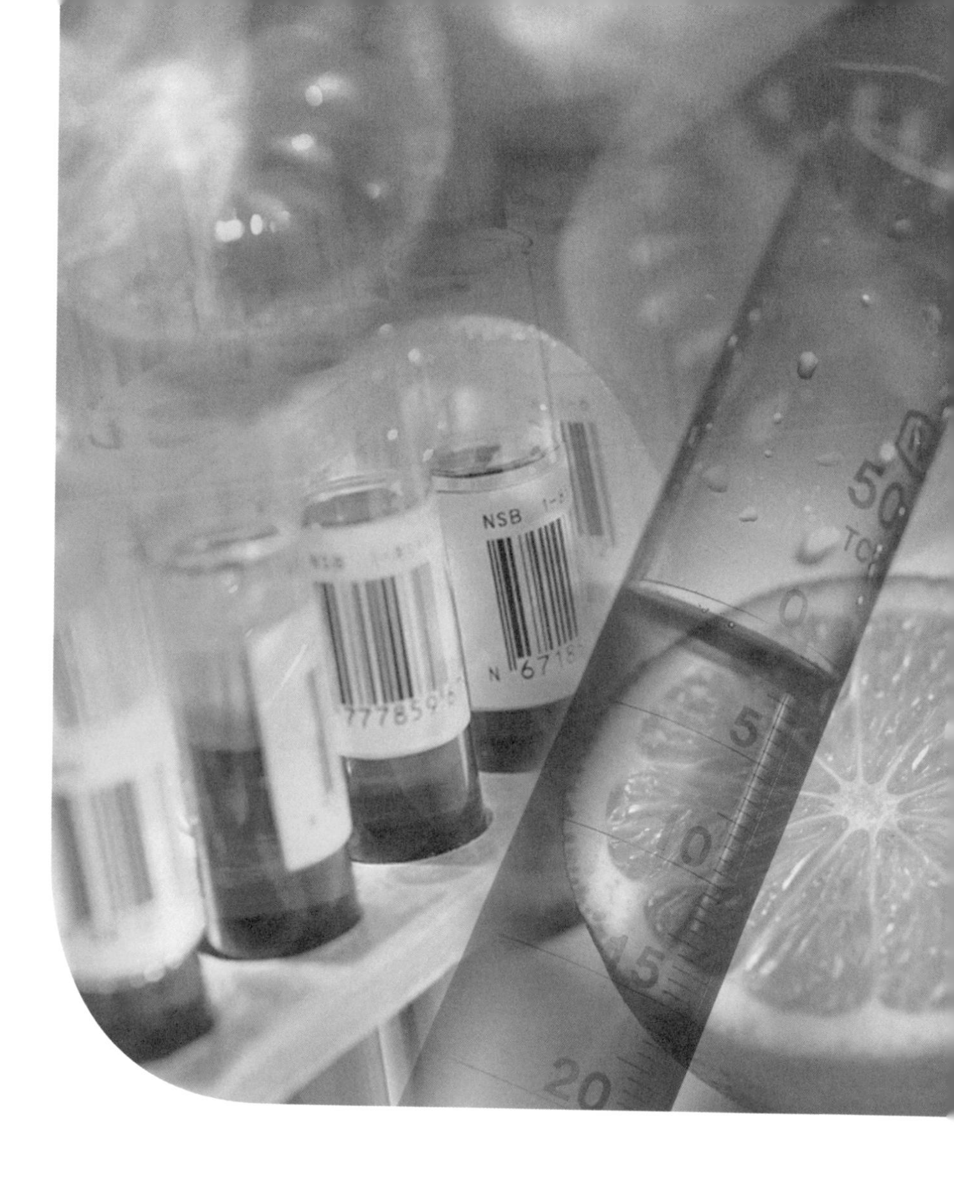

附　錄

APPENDIX

一 強力推薦 20 種【護肝食物】

主食類	薏仁、紅豆、黑豆
奶類	牛奶
肉類	牛筋
海鮮	蜆、文蛤、鱸魚
豆類	豆腐
蔬菜類	山藥、金針、蕃茄、蓮藕
菇類	香菇
水果類	李子、葡萄、西瓜、櫻桃
飲料	綠茶、適量的咖啡（每日不超過三杯）

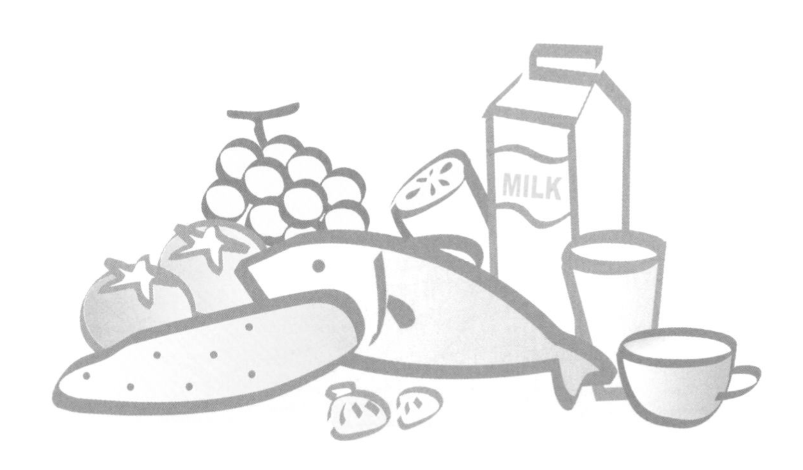

二 特別精選 20 種【保肝中藥材】

1	黃耆	11	枸杞子
2	當歸	12	豬苓
3	川芎	13	白芍
4	三七	14	冬蟲夏草
5	丹參	15	靈芝
6	紫草	16	甘草
7	鬱金	17	大黃
8	人參	18	龍膽草
9	五味子	19	梔子
10	柴胡	20	茵陳

註：以上藥材使用前請先諮詢資深中醫師

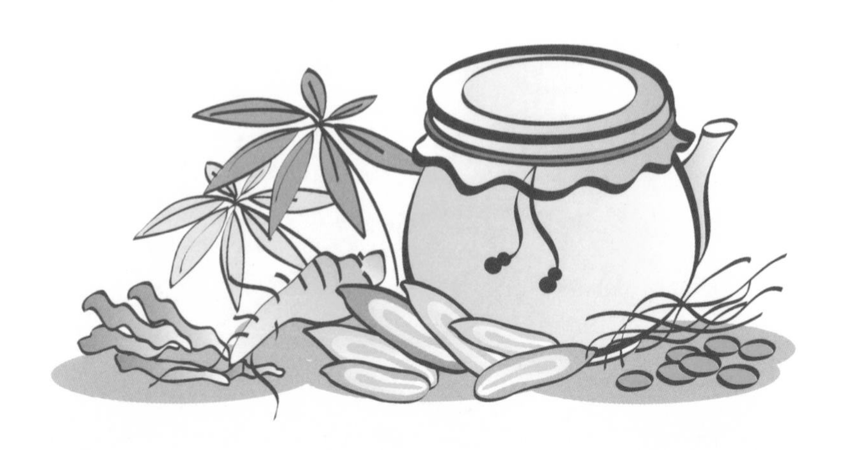

三 最新收錄10種【護肝保健食品】

1	麥綠素	6	靈芝
2	薑黃	7	樟芝
3	洛神	8	五味子
4	朝鮮薊	9	金線蓮
5	韓國真珠草	10	芝麻素

註：以上產品使用前請先諮詢專業營養師

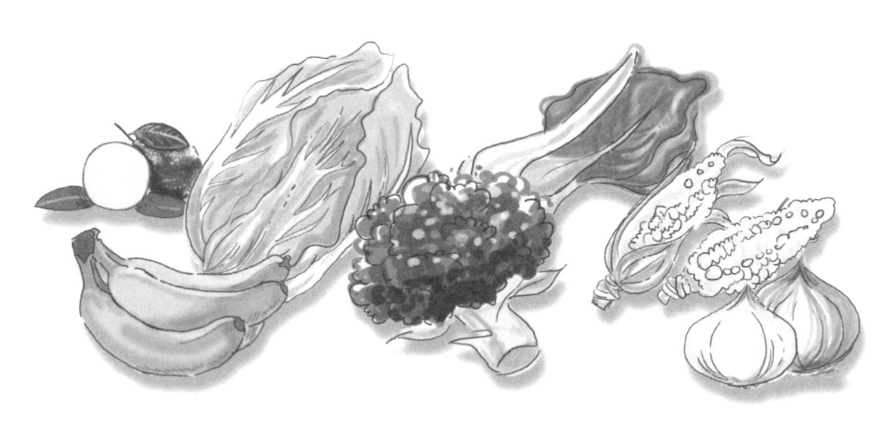

肝病的預防與健康管理 / 醫學菁英社著 .
-- 一版 .-- 新北市 : 優品文化，2021.03 ;
182 面 ; 15x21 公分（Health ; 04）
ISBN 978-986-06127-1-4（平裝）
1. 肝病 2. 保健常識
415.53 110000898

Health 04

肝病的預防與健康管理

編著 醫學菁英社
總編輯 薛永年
美術總監 馬慧琪
文字編輯 董書宜
美術編輯 黃頌哲
封面插畫 王甜芳

上優好書網

FB 粉絲專頁

出版者 優品文化事業有限公司
地址 新北市新莊區化成路 293 巷 32 號
電話 (02) 8521-2523
傳真 (02) 8521-6206
信箱 8521service@gmail.com
(如有任何疑問請聯絡此信箱洽詢)

印刷 鴻嘉彩藝印刷股份有限公司

業務副總 林啟瑞 0988-558-575

總經銷 大和書報圖書股份有限公司
地址 新北市新莊區五工五路 2 號
電話 (02) 8990-2588
傳真 (02) 2299-7900

出版日期 2021 年 3 月
版次 一版一刷
定價 250 元

Printed in Taiwan
書若有破損缺頁，請寄回本公司更換